Electrofisio Cardiología

Wade H. Melvin. AAFP Diplomat

Jose L. Garcia, MD

Naomi F Melvin, PhD

ALEXANDRIA LIBRARY PUBLISHING HOUSE
MIAMI

PRESENTACIÓN

La presente obra está dirigida fundamentalmente a estudiantes de medicina, de enfermería, residentes y a técnicos de la salud en general, aunque puede servir de material de consulta para médicos y especialistas. A través de 7 capítulos se exponen los fundamentos básicos de la electrocardiografía con un enfoque eminentemente práctico, donde se han recopilado registros electrocardiográficos con una amplia variedad de comportamientos y una selección cuidadosa de las enfermedades cardiovasculares que afectan al ser humano. Particularmente el capítulo 7 está dedicado al electrocardiograma del niño que resulta diferente al adulto.

De forma sintética y didáctica se expone el contenido de una técnica cuyo origen se remonta al siglo XVII, dada la experiencia de largos años de magisterio de los autores, donde se resumen sistemáticamente las ideas esenciales que debe aprender el estudiante, así como la interpretación de los resultados del electrocardiograma.

Con el desarrollo de la tecnología, hoy los equipos de electrocardiografía tienen una gran cantidad de funciones dentro de las que se encuentra el monitoreo continuo del paciente, sistemas de alertas sobre anormalidades que son detectadas por software de manera automatizada, hasta la obtención de un diagnóstico, sin embargo en algunos que el diagnóstico automático no se corresponde con los datos clínicos más precisos, pues a pesar del desarrollo no ha sido posible que la maquina sustituya totalmente al hombre para este propósito, dado el nivel de complejidad del fenómeno que se analiza. Es por ello que siempre es útil tener conocimientos básicos que permitan corroborar o rechazar algún diagnóstico inadecuado dado por la máquina, además la lectura manual del electrocardiograma aún tiene un peso significativo, sobre todo en lugares donde no se cuenta con equipos más precisos, lo que sin duda puede salvar vidas.

Se hace necesario poner la electrocardiografía al alcance del médico general, los residentes, los internos, los estudiantes de medicina, las enfermeras, en fin, todo el personal facultativo a cargo del cuidado de pacientes que requieren una atención médica que necesita realizar lecturas electrocardiográficas.

En resumen, el texto constituye una guía práctica que integra conocimientos que van desde el funcionamiento eléctrico del corazón, hasta cómo se registran las diversas derivaciones y su interpretación clínica, teniendo en cuenta aspectos anatómicos y de la fisiología del corazón, expuestos de forma didáctica y sintética de gran utilidad práctica en el aprendizaje del trabajo con el electrocardiograma.

El autor

CONTENIDO

1   Electrofisiología

El corazón es el órgano principal del aparato circulatorio; esquemáticamente se puede considerar constituido por cuatro cámaras: dos superiores o aurícula derecha e izquierda, y dos inferiores o ventrículos.

La aurícula derecha recibe la sangre venosa procedente de todo el organismo a través de las venas cavas, mientras que a la izquierda llega la sangre oxigenada que proviene de los pulmones a través de las venas pulmonares. De las aurículas; la sangre pasa a los ventrículos correspondientes, que son cámaras constituidas por un potente músculo. La sangre no oxigenada del ventrículo derecho es bombeada a través de la arteria pulmonar hacia los pulmones, donde se oxigena, mientras que la sangre ya oxigenada del ventrículo izquierdo, es bombeada a través de la aorta hacia todo el organismo, con lo cual aporta oxígeno y demás nutrientes a todos los tejidos (fig. 1.1).

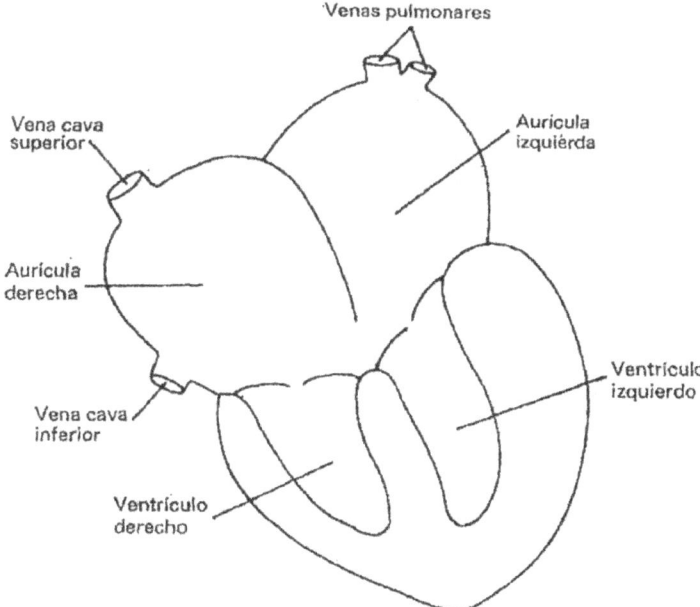

Fig 1.1 Representación esquemática del corazón y sus cuatro cavidades.

Llamado miocardio específico, el cual está constituido por:
- Nódulo sinusal o de Keith-Flack (NS)
- Fascículos internodales
- Nódulo auriculo-ventricular o de Aschoff Tawara (NAV)
- Haz de Hiss.
- Ramas derecha e izquierda.

- Arborizaciones de Purkinje

El nódulo sinusal o de Keith-Flack se halla situado en la pared posterior de la aurícula derecha, en su porción alta, cerca de la desembocadura de la vena cava superior, que es el sitio donde normalmente se genera el estímulo eléctrico y por ello es conocido también con el nombre de marcapasos. Los fascículos internodales (anterior, medio y posterior) conectan al nódulo sinusal con e nódulo auriculo ventricular o de Aschoff- Tawara, en la parte baja del tabique interauricular en su cara derecha conectado hacia abajo con el haz de fibras de miocardio específico llamada haz de Hiss; después de un corto trayecto, el haz se divide en dos ramas principales, derecha e izquierda, que se distribuyen por la superficie endocárdica o interna de los ventrículos correspondientes y terminan en las arborizaciones de Purkinje que penetran la superficie endocárdica de los ventrículos.

Es de interés conocer que la rama derecha del haz de Hiss no se subdivide, mientras que la izquierda se subdivide cerca de su origen en dos fascículos, uno anterior y el otro posterior, mucho más corto y grueso que el anterior (fig. 1.2)

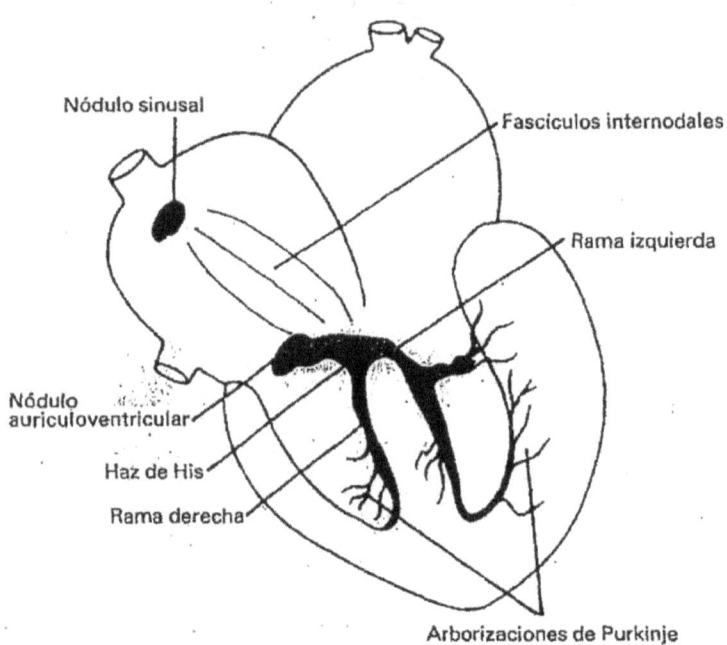

Fig. 1.2 Representación esquemática del sistema de conducción del corazón o miocardio específico

ACTIVACIÓN Y RECUPERACIÓN ELÉCTRICA DE LA CÉLULA

La génesis de la actividad eléctrica celular está determinada por la presencia de una serie de sustancias como el sodio, el potasio, el cloro, el calcio, que se encuentran normalmente en estado iónico, es decir, poseen pequeñas cargas eléctricas y están disueltas en el medio intracelular y en el extracelular. Si la célula se encuentra en estado de reposo, las cargas eléctricas positivas se disponen por fuera de la membrana, mientras que las cargas eléctricas negativas se encuentran en su interior; en ese momento, el campo eléctrico que rodea a dicha célula es positivo en cualquier punto explorado, ya que depende de las cargas eléctricas que están situadas por fuera de la membrana celular, y como todas son positivas; no existe diferencia de potencial, por tanto, no hay corriente eléctrica alguna. (fig. 1.3).

Cuando la célula recibe un estímulo en algún punto de su membrana, esta se hace permeable a las sustancias iónicas en ese punto, y las cargas eléctricas se difunden a través de la membrana en el sitio en que fue estimulada, de forma tal que las cargas negativas pasan al exterior y las positivas penetran en la célula. El campo eléctrico que rodea a la célula se modifica y se presenta una diferencia de potencial, ya que en el sitio donde ha sido estimulada hay un campo electronegativo, mientras que en la porción de la célula que no ha sido estimula, permanece el campo electropositivo; esta diferencia de potencial hace que se genere una corriente eléctrica (fig. 1.4).

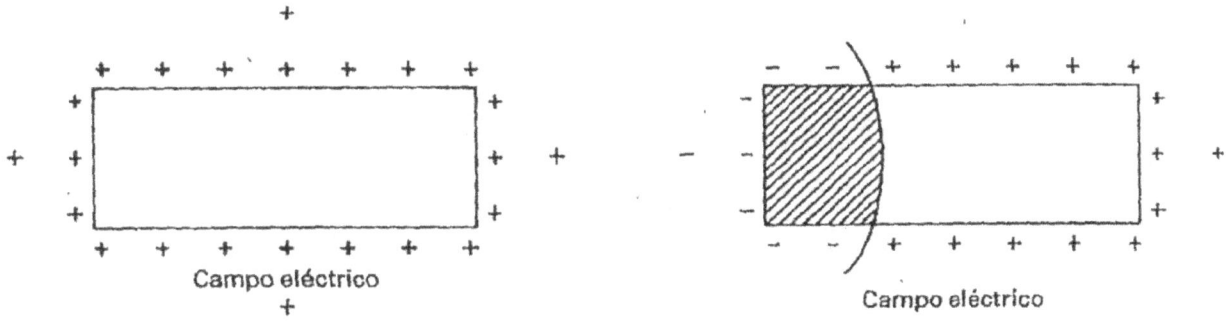

1.3 Célula polarizada en reposo. No existe diferencia de potencial en el campo eléctrico que rodea a la célula.

1.4 Célula en activación, la zona estimulada ha creado un campo electronegativo que establece una diferencia de potencial en el campo eléctrico que rodea a la célula y, por consiguiente; una corriente eléctrica.

El proceso descrito no permanece estático, es decir, que cuando se inicia por el punto donde la célula fue estimulada, avanza hacia el lado opuesto y activa totalmente la célula, o sea, que la onda de excitación va avanzando a través de la célula, y se le puede comparar con la progresión de una ola que va dejando por detrás un campo electronegativo, mientras que por delante de su cresta hay un campo electropositivo.

La forma de propagarse la activación eléctrica, hace que este fenómeno pueda ser representado en forma vectorial, donde la magnitud o tamaño del vector indica la distancia recorrida por la onda de activación; la dirección es la seguida por el proceso de activación horizontal, en este caso; y el sentido se reconoce por la saeta del vector, situada a la izquierda en el caso representado, ya que la onda avanza de derecha a izquierda. (fig. 1.5 a, b, c).

Inmediatamente después de la activación eléctrica, se produce un trabajo mecánico o de contracción, pero para que la célula pueda volver a ser estimulada, necesita reorientar sus cargas eléctricas de manera tal, que se dispongan nuevamente todas las cargas positivas por fuera de la membrana; es decir, deberá pasar por un proceso de recuperación, este al igual que el proceso de activación, también puede ser representado en forma vectorial por un vector que en este caso tiene igual magnitud, dirección y sentido que el vector de activación, pero a diferencia del anterior, las cargas eléctricas están orientadas al revés, ya que el campo eléctrico que se forma por detrás de la onda de recuperación es positivo, en tanto que en la porción anterior o saeta del vector se halla un campo electronegativo (fig. 1.5 d, e, f).

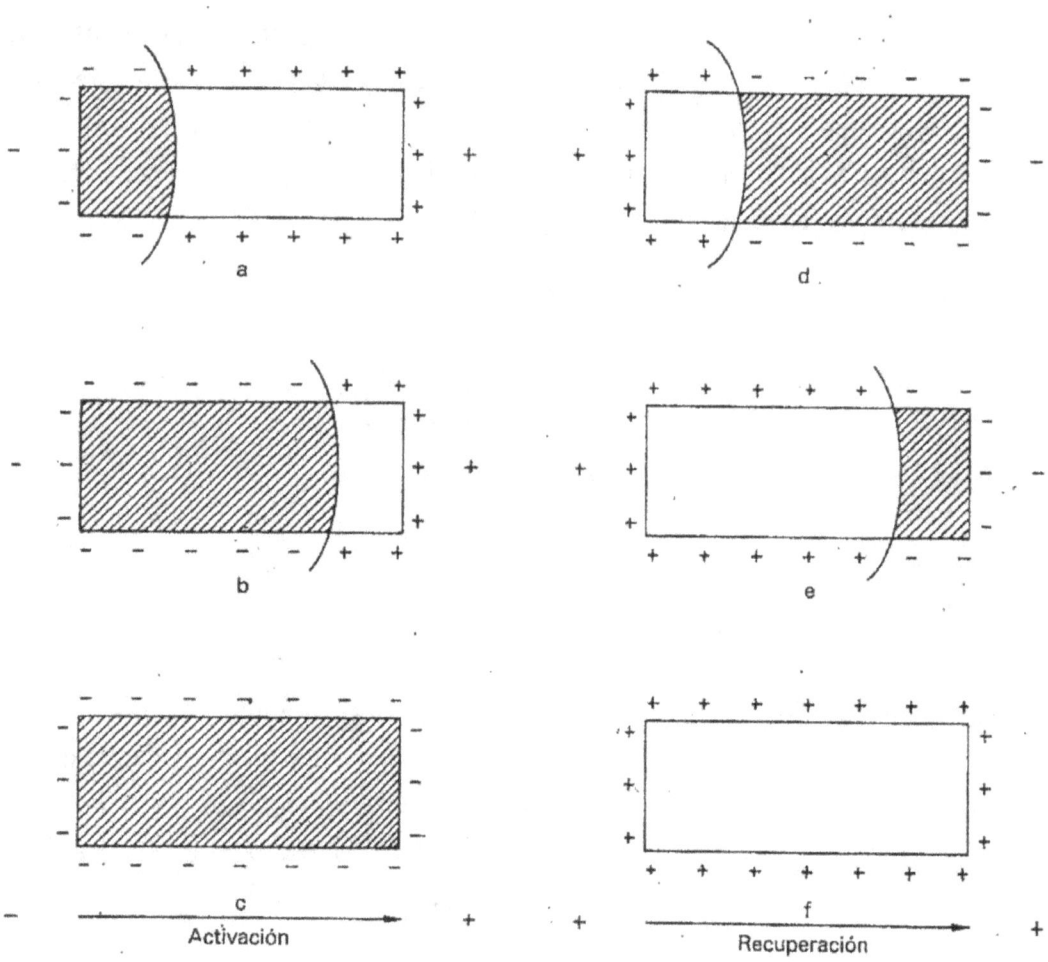

Fig 1.5 Proceso de activación y recuperación. Para más simplicidad solo han sido representadas las cargas eléctricas que están por fuera de la membrana y que son en definitiva las que influyen sobre el campo eléctrico.

Los procesos de activación y recuperación eléctrica, aun en la actualidad, son conocidos como despolarización y repolarización respectivamente; esto se debe a la idea que se tenía inicialmente de que la activación eléctrica hacia desaparecer todos los dipolos que estaban constituidos alrededor de la membrana, y que en la recuperación dichos dipolos volvían a aparecer. Aunque el concepto es erróneo, el uso ha impuesto esta terminología.

El galvanómetro es un aparato de medición eléctrica que sirve para determinar la intensidad de la corriente (fig. 1.6), Esquemáticamente se puede considerar que está formado por dos partes fundamentales:

1. Caja registradora, provista de una aguja o cuerda, la cual se desvía en sentido positivo o negativo de acuerdo con el campo eléctrico donde sean colocados los electrodos.

2. Dos electrodos, constituidos por terminales metálicos que son los que exploran directamente el campo eléctrico; uno de ellos es positivo y el otro negativo. El que más importancia tiene es el positivo y por eso se le llama electrodo explorador; el electrodo negativo se nombra electrodo indiferente.

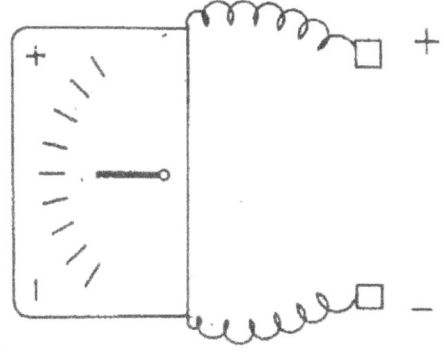

Fig. 1.6 Representación esquemática de un galvanómetro

El electrocardiógrafo no es más que un galvanómetro de cuerda que tiene dos peculiaridades:

1. Es capaz de registrar diferencias de potencial mínimas.

2. Este provisto de un papel inscriptor donde quedan registradas las deflexiones o desviaciones de la aguja o cuerda.

Para determinar qué tipo de desviación (positiva o negativa) se registra en el trazado, lo fundamental es la polaridad del campo eléctrico donde se encuentre el electrodo positivo o electrodo explorador. Si este electrodo se encuentra en un campo eléctrico positivo, la desviación de la aguja o cuerda se hará en sentido positivo, y viceversa.

De lo anterior se desprende un concepto fundamental: toda vez que los vectores de activación eléctrica tienen su saeta o porción anterior positiva y su cola negativa sucederá lo siguiente:

1. Cuando la onda de activación eléctrica se acerque a un electrodo explorador, producirá en el trazado una onda positiva, ya que el electrodo se encuentra en un campo eléctrico positivo; el tamaño de la onda está en relación con la intensidad de la corriente, representada en este caso por la magnitud del vector (fig., 1.7 a).

2. Cuando la onda se aleje de ·un electrodo explorador, producirá en el trazado una deflexión negativa, ya que el electrodo explorador se encuentra en un campo negativo (fig. 1:7 b)

Cuando el recorrido sea tal que se produzca en una dirección perpendicular al electrodo explorador, producirá en el trazado deflexiones de tipo isodifásico o igual a cero (fig. 1.7 c).

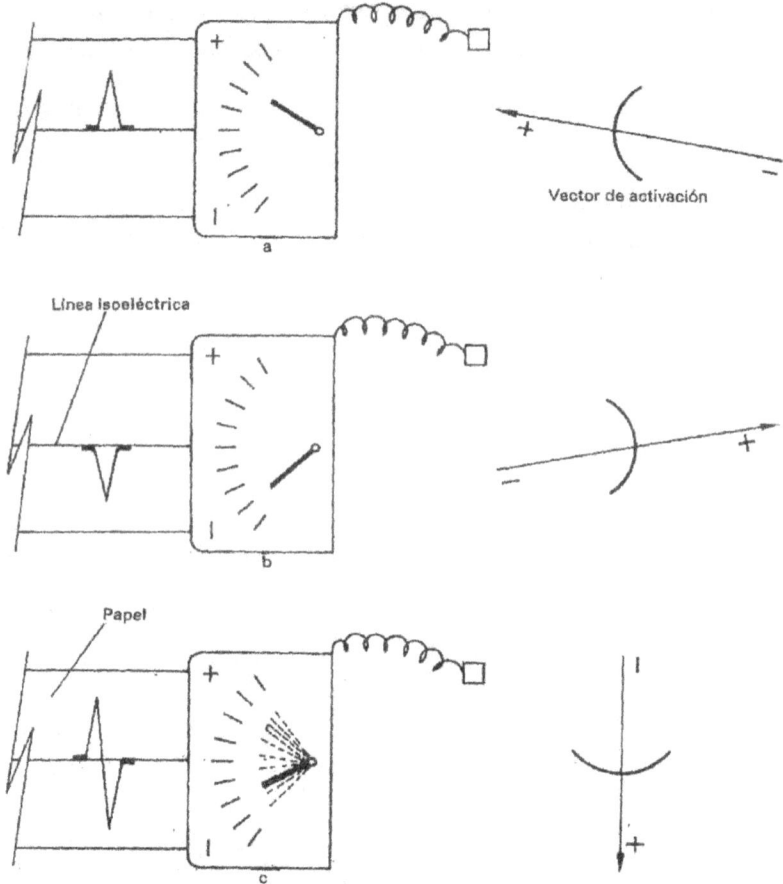

Fig. 1.7 Representación de los distintos tipos de ondas recogidas en el trazado de acuerdo con el recorrido de la onda de activación.

ACTIVACIÓN NORMAL DEL CORAZÓN

El estímulo eléctrico nace en el nódulo sinusal, que normalmente es el centro generador de estímulos de más alta frecuencia de miocardio específico (entre 60 y 100 impulsos por minuto). Otras ondas del miocardio especifico posee también esta propiedad de generar estímulos, pero con una frecuencia mucho menos (nódulo AV, haz de Hiss y ramas).

El estímulo que nace en el nódulo sinusal avanza hacia abajo y a la izquierda y la onda de activación eléctrica invade las aurículas hasta alcanzar el nódulo auriculo ventricular. Esta onda que se traduce en el electrocardiograma por la primera onda de trazado u onda P, podemos representarla como un vector que en el plano frontal tiene una orientación hacia abajo y hacia la izquierda fig. 1.8

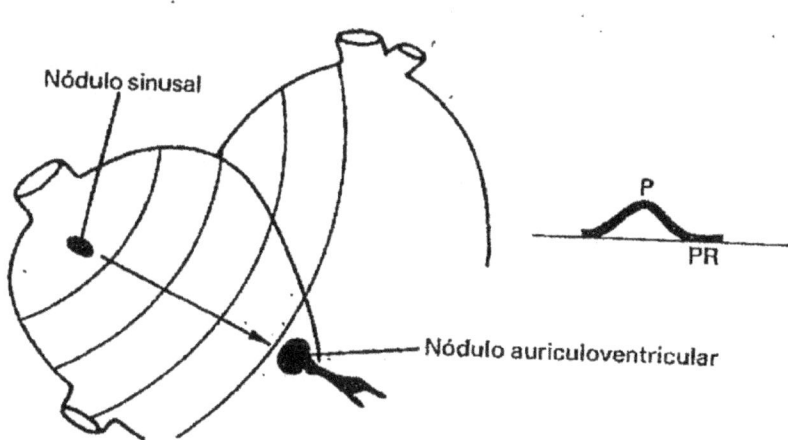

Fig. 1.8 Activación de las aurículas esquematizada por un vector dirigido hacia abajo y a la izquierda, responsable de la onda P del electrocardiograma.

Una vez alcanzado el nódulo auriculo ventricular, el estímulo eléctrico se retrasa o demora en atravesar este nódulo y el haz de Hiss; lo cual se traduce en el electrocardiograma por un trazo grueso que ocupa la línea isoeléctrica a continuación de la onda P, designado con el nombre de segmento PR (fig. 1.8) y que constituye el enlace entre la onda de activación auricular u onda P, y el complejo de activación ventricular que se produce seguidamente.

Después que el estímulo eléctrico atraviesa el nódulo auriculo ventricular y el haz de Hiss, penetra simultáneamente por ambas ramas y activa los ventrículos, pero a diferencia de la activación auricular, que se puede resumir en un solo vector, la activación ventricular se representa esquemáticamente con tres vectores, como se explicara a continuación.

Cuando el estímulo penetra por las ramas del haz de Hiss, la primera porción ventricular activada es la correspondiente al tabique interventricular en su porción media, el cual se activa a través de la rama izquierda del haz de Hiss y produce un primer vector de activación ventricular dirigido de izquierda a derecha y más bien pequeño (vector de la activación ventricular) (fig., 1.9)

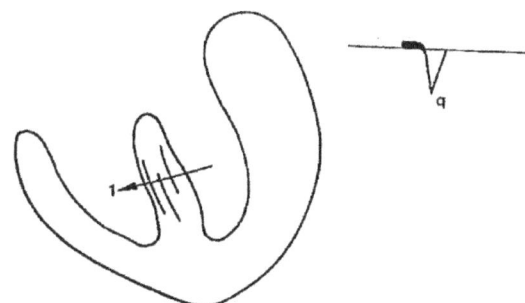

Fig. 1.9 Activación del tabique; 1 primer vector de la activación ventricular responsable de la onda Q del electrocardiograma.

Posteriormente a la activación del tabique en su porción media, el estímulo u onda de activación llega a la superficie endocárdica de ambos ventrículos simultáneamente y en este momento se producen vectores de activación del ventrículo derecho, que se dirigen hacia la derecha; vectores de activación del ventrículo izquierdo, que se dirigen hacia la izquierda; y vectores que se dirigen hacia abajo. Pero esta serie de vectores que se producen en forma simultanea se puede representar por un vector resultante (vector 2 de la activación ventricular), que en virtud de tener mayor magnitud y por predominar más los vectores dirigidos hacia la izquierda, tienden a desviar este vector hacia abajo y a la izquierda. Este segundo vector que representa la resultante de la activación eléctrica de ambos ventrículos es el que constituye el eje eléctrico medio del complejo QRS (fig. 1.10).

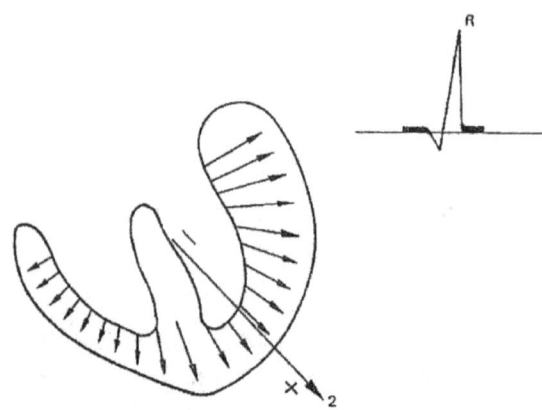

Fig. 1.10 Activación simultanea de ambos ventrículos representada por el vector resultante 2 responsable de la onda principal del complejo QRS. La orientación espacial de este vector constituye el eje eléctrico medio del complejo QRS.

Las últimas porciones ventriculares en ser activadas, a causa de la escasa cantidad de arborizaciones de Purkinje que poseen, son las correspondientes a la porción basal del tabique y posterobasales del ventrículo izquierdo, y se produce entonces un tercer vector, pequeño, orientado hacia la derecha y hacia atrás (vector remanente o vector 3) (fig. 1.11).

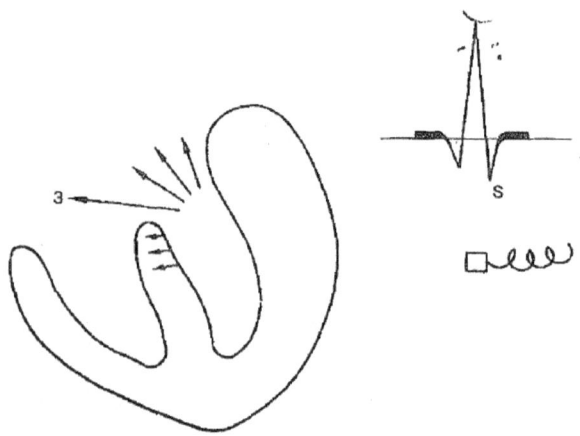

Fig. 1.11 Vector remanente o vector 3 de la activación ventricular, responsable de la onda S.

Los tres vectores, el del tabique o vector 1, el resultante o vector 2 y el remanente o vector 3, son los que dan lugar a aparición del complejo QRS, que traduce en el electrocardiograma la activación eléctrica de los ventrículos; este tiempo de activación eléctrica de los ventrículos es muy rápido, generalmente menor de diez centésimas de segundo (0.10 s)

Si bien el complejo QRS indica la activación eléctrica de los ventrículos y ha sido representado esquemáticamente por sus tres ondas; es bueno advertir desde ahora que no siempre es así, ya que puede tener múltiples variantes en su forma, lo cual depende fundamentalmente del Angulo o posición desde donde se esté recogiendo el proceso de activación eléctrica, por lo cual es importante saber reconocer las ondas, cualquiera que sea la morfología del complejo QRS, así resulta lo siguiente:

- *Onda R*. Son todas las ondas positiva del complejo QRS; si hay más de una se designara a la segunda como R.
- *Onda Q*. Es la primera onda negativa del complejo QR.S que va seguida por una onda positiva.
- *Onda S*. Es la onda negativa del complejo QRS que está precedida por una onda positiva.
- *Onda QS*. es la que se produce cuando en el complejo QRS solo se identifica una onda negativa (fig. 1.12)

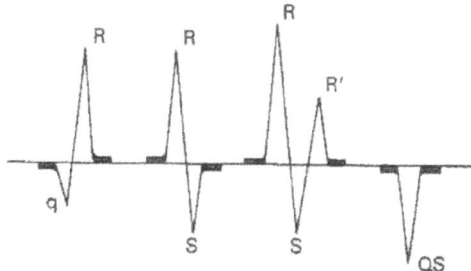

Fig. 1.12 Algunas variantes del complejo QRS

Una vez terminado el proceso de activación eléctrica de los ventrículos o complejos QRS, sigue el electrocardiograma un trazo grueso que ocupa la línea isoeléctrica y que recibe el nombre de segmento ST; el cual debe estar al mismo nivel de su homologo del lado opuesto, segmento PR; es precisamente en estos momentos cuando el corazón está realizando su trabajo mecánico o de contracción de los ventrículos.

Inmediatamente después del segmento ST, se presenta la onda de recuperación u onda T; se trata de una onda de inscripción lenta y por lo tanto, al igual que la onda P es de trazo grueso; generalmente es una onda positiva, aunque como se verá posteriormente en algunas derivaciones del electrocardiograma puede ser negativa sin que esto signifique ninguna afección.

El vector de recuperación (Onda T) esta generalmente orientado en sentido inverso al vector 2 o resultado de la activación ventricular. Se acepta que la recuperación a diferencia de la activación, se inicia desde las capas más superficiales del corazón hacia el interior, imputándosele esto a las alteraciones que se producen a las propiedades electrofisiológicas de las fibras más profundas (subendocardicas) por hallarse sometidas a la elevada presión interventricular; por tanto el vector resultante tendrá un sentido inverso, es decir, de afuera hacia dentro.(fig. 1.13), pero como se trata de un vector de recuperación , las cargas eléctricas de la cola del vector, son las positivas, por lo cual la onda T se inscribe como positiva, donde o ha hecho el complejo QRS. Esto es importante ya que la orientación principal del complejo QRS y de la onda T debe coincidir, es decir si el complejo QRS es de dominio positivo, la onda T que lo acompaña también debe ser positiva y a la inversa. Si el complejo QRS y a onda T son discordantes, generalmente hay un trastorno de la recuperación.

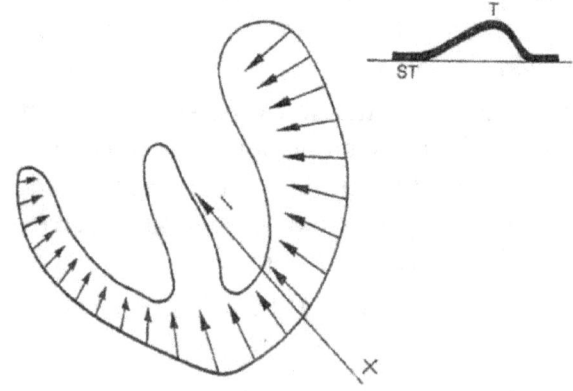

Fig. 1.13 Representación esquemática del vector de recuperación en la onda T.

2 Electrocardiografía conceptos preliminares

En el capítulo anterior se analizó el proceso de activación del corazón y se identificó cada aso de este proceso con las distintas ondas del electrocardiograma normal fig. 2.1, pero es necesario puntualizar que la onda P es la primera onda del trazado y se debe a la activación eléctrica de las aurículas, el complejo QRS, es consecuencia de la activación eléctrica de los ventrículos y no tiene que estar representado por sus tres ondas; el segmento PR que es el intervalo de tiempo que separa la onda P del complejo QRS consistente en un trazo grueso que ocupa la línea isoeléctrica y representa el tiempo que demora el estímulo eléctrico en atravesar el nódulo AV y el haz de Hiss, el segmento ST es un trazo grueso que ocupa la línea isoeléctrica que separa el complejo QRS (complejo de activación ventricular) de la onda de recuperación u onda T, y la onda T es la onda T es la onda de recuperación ventricular de trazo grueso e inscripción lenta, cuya orientación positiva o negativa, debe coincidir con la orientación del complejo QRS.

Papel para el electrocardiograma.

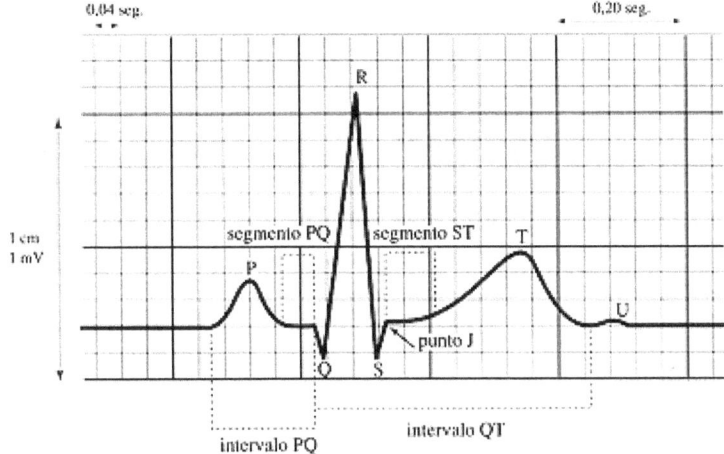

Fig. 2.1 Distintos componentes u ondas del electrocardiograma normal

El papel donde se inscribe el trazado electrocardiográfico es cuadriculado y milimetrado; consta de una serie de líneas en sentidos vertical y horizontal. De cada línea a la siguiente, lo mismo en un sentido que en otro hay un milímetro de distancia, y cada 5 líneas el trazo es grueso con el fin de facilitar la lectura; es decir, que el papel consta de cuadritos pequeños que tienen un milímetro por cada lado y cuadros grandes de 5 mm por cada lado.

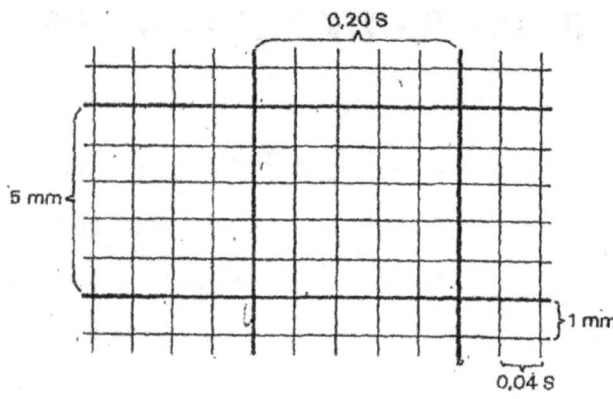

Fig. 2.2 Papel para electrocardiogramas

En electrocardiografía, las medidas en sentido vertical, es decir hacia arriba o hacia abajo, las cuales indican la altura y la profundidad de las ondas, se expresan en milímetros, pero las medidas en sentido horizontal, que representan el ancho de las ondas, se expresan en fracciones de segundos. De ello resulta que cada cuadrito pequeño, equivale a 0.04 s. Este valor de tiempo está dado por la velocidad con que se desplace el papel al inscribirse el trazado, que generalmente es de 25 mm por segundo, es decir que en un segundo el papel recorre 25 mm, o sea 5 cuadros de los grandes: Por tanto, un cuadro de los grandes equivale a la quinta parte de un segundo (0.20 s) y como cada cuadro de los grandes tiene 5 divisiones cada cuadrito pequeño equivale a la quinta parte de 0.20 (0.04 s).

Estudio de las derivaciones

La derivación es el sitio o lugar del cuerpo donde se colocan los electrodos para recoger el trazado electrocardiográfico.

En los inicios de la electrocardiografía, solo se empleaban tres derivaciones, eran las estándar o clásicas conocidas como DI, DII y DIII que son derivaciones bipolares, es decir, se toman utilizando dos electrodos, el positivo o explorador y el negativo o indiferente, estas tres derivaciones, son las que constituyen el célebre triángulo de Einthoven representado en la figura 2.3 y resumido en el cuadro 2.1

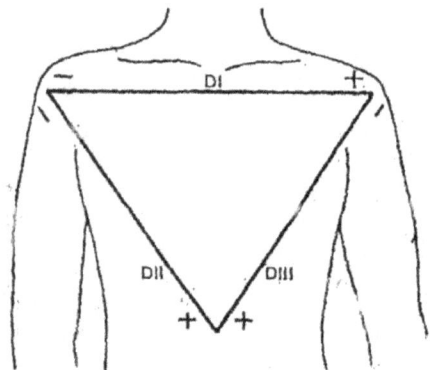

Fig. 2.3 Representación del triángulo de Einthoven con las tres derivaciones estándar, DI, DII y DIII que constituyen los tres lados de un triángulo equilátero.

Derivación	Electrodo explorador (+)	Electrodo indiferente(-)
I	Brazo izquierdo	Brazo derecho
II	Pierna izquierda	Brazo derecho
III	Pierna izquierda	Brazo Izquierdo

Es de hacer notar, que cuando se confecciona un electrocardiograma; se colocan cuatro electrodos en los miembros del paciente: dos en los antebrazos y dos en las piernas, disposición que realmente dista mucho de lo representado en la figura 2.3, pero lo que sucede realmente, es que de estos cuatro electrodos, el de la pierna derecha se introduce en el circuito solo con el fin de equilibrarlo, específicamente es el portador de cable de tierra. Aunque los electrodos se colocan por cuestión de comodidad a nivel de las muñecas y los tobillos, realmente lo que captan es el potencial eléctrico que sale por la raíz del miembro estudiado; es por eso que esquemáticamente se colocan a nivel de hombro izquierdo y la porción inferior y central del abdomen, toda vez que el potencial eléctrico que penetra en ambos miembros inferiores es esencialmente igual al que se puede captar en la porción inferior del abdomen. De hecho, uno puede intercambiar los electrodos de las piernas sin que el trazado sufra modificaciones o incluso colocar los electrodos de las piernas en una sola de ellas si fuera necesario, como el caso de amputaciones, quemaduras u otros problemas sin que por ello se altere el trazado.

Bien pronto se hizo evidente la necesidad de explorar el fenómeno eléctrico producido por el corazón desde ángulos diferentes, para tener una mejor comprensión de la orientación de las fuerzas eléctricas; así fueron creadas las derivaciones precordiales, donde los electrodos se colocan sobre el pecho del paciente, estas derivaciones son de tipo unipolar, es decir, se utiliza un solo electrodo, el positivo o explorador.

Posteriormente fueron creadas por E. Golberger las derivaciones unipolares de los miembros aVR, aVL y aVF cuyas siglas se explican más adelante.

En la actualidad el electrocardiograma consta de 12 derivaciones, 6 de los miembros DI, DII, DIII, aVR, aVL y aVF. y 6 derivaciones llamadas precordiales designadas por la letra V (voltaje) y que se denominan: V1, V2, V3, V4, V5 y V6

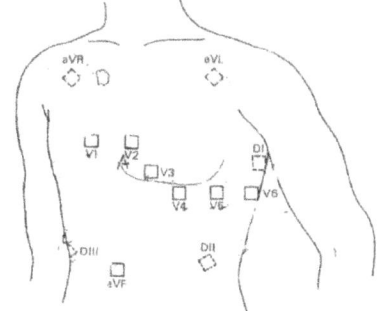

Fig. 2.4 Representación esquemática de las derivaciones.

A. continuación se indican las regiones anatómicas donde se captan los potenciales de las derivaciones unipolares:

aVR: a nivel del hombro derecho (R de right, derecho.)

aVL: a nivel del hombro izquierdo. (L de left, izquierdo.)

aVF: a nivel que la pierna izquierdo (F de foot, pierna.)

VI: en el cuarto espacio intercostal a la derecha del esternón.

V2: en el cuarto espacio intercostal a la izquierda del esternón.

V3: en sitio equidistante entre V2 y V4.

V4: en el quinto espacio intercostal en la línea medio clavicular.

V5: en el quinto espacio intercostal en la línea axilar anterior.

V6 : en el quinto espacio intercostal en la línea axilar media.

Es imprescindible para el estudiante de electrocardiografía conocer el sitio exacto donde se registra cada derivación; esto es muy fácil cuando las derivaciones son unipolares, es decir que se toman con el lector explorador únicamente, ya que se representan en el mismo sitio anatómico donde se realizan; no sucede así con las derivaciones bipolares o estándar DI, DII y DIII en las que el electrodo positivo explorador está influido por un electrodo negativo y para poderlas representar por un solo electrodo (en este caso el positivo), habrá que alterar algo su ubicación; para ello se utiliza el sistema de referencia triaxial de Bailey, el cual consiste en desplazar los tres lados del triángulo de Einthoven para hacer coincidir el punto central de cada derivación con un punto situado en el centro del triángulo (Fig. 2.5).

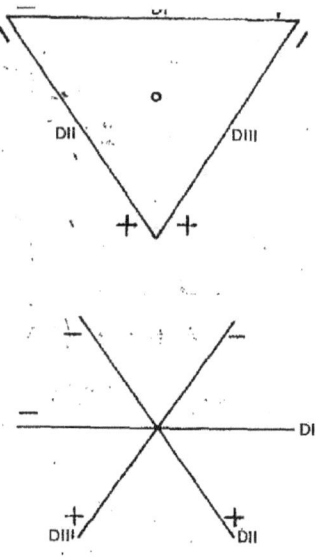

Fig. 2.5 Representación esquemática del triángulo de Einthoven y del sistema de referencia triaxial de

Bailey derivado de este.

En el sistema triaxial el electrodo positivo de DI se coloca hacia la izquierda sobre la región axilar, muy parecida a la ubicación de V6, DII se registra con el electrodo positivo hacia el hemiabdomen inferior izquierdo, mientras que el electrodo positivo de DIII se ubica hacia el hemiabdomen inferior derecho, todos en dirección al centro del tórax como han sido representados en la figura 2.4.

Al estudiar las derivaciones es importante conocer desde el que ángulo captan ellas el proceso de activación eléctrica del corazón, para poder determinar con exactitud la orientación espacial de los vectores, ya que como es conocido, las ondas de activación que se desplazan acercándose a una derivación producen ondas positivas en el trazado y a la inversa; podemos por tanto concluir que: V5, V6, DI y aVL son derivaciones izquierdas, es decir, exploran la actividad eléctrica del corazón desde el lado izquierdo; V 1 y V2 son derivaciones precordiales derechas porque exploran la actividad eléctrica del corazón desde el ventrículo derecho; aVR lo hace arriba y a la derecha, DIII hacia abajo y a la derecha y aVF, DII y DIII exploran la cara posterior del corazón, ya que recogen los potenciales que se distribuyen hacia la porción inferior del cuerpo y como es sabido, la cara posterior del corazón es más bien posteroinferior (es llamada también cara diafragmática porque descansa sobre el diafragmática)

La cara anterior del corazón es estudiada por las derivaciones precordiales (V1, V2 y V3 hacia la derecha) y V4, V5 y V6 (hacia la parte anterolateral izquierda).

El proceso de activación eléctrica del corazón puede producir una morfología completamente distinta en el trazado de acuerdo con el lugar o derivación de donde sea recogido el proceso de activación (fig. 2.6)

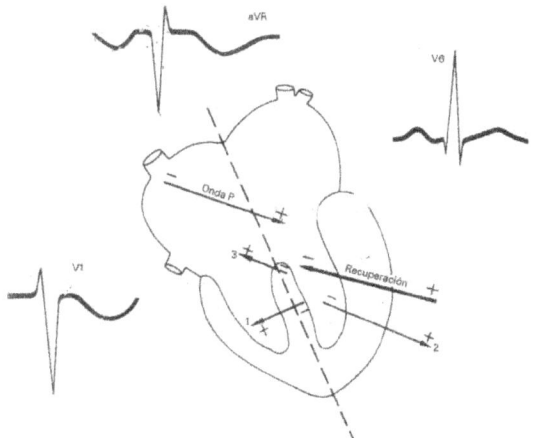

Fig. 2.6 Distintas morfologías de las ondas del electrocardiograma en relación con la derivación

En la figura 2.6 se puede apreciar como una activación normal produce complejos de distintas morfología de acuerdo con el lugar desde donde es recogido el proceso de activación; un electrodo situado hacia arriba y a la derecha como en aVR, capta el vector de activación auricular u onda P como una onda negativa, ya que este vector se aleja del electrodo; en lo referente al complejo QRS, el primer vector de activación correspondiente al tabique, que no será captado por su dirección completamente perpendicular a la línea de la derivación (línea interrumpida); el vector 2 si es recogido como una onda fuertemente negativa ya que también se aleja del electrodo y; finalmente, el vector remanente produce en esta derivación una pequeña positividad final. En cuanto a la onda de recuperación (onda T) también se marca como negativa en esta derivación, pues en efecto la derivación aVR es conocida como la derivación de las negatividades, porque normalmente todo allí es negativo: la onda P, el complejo QRS y la onda T.

Si se registra el mismo proceso de activación con un electrodo situado a la derecha, como VI, el vector de P puede no captarse muy bien, pues es prácticamente perpendicular a la línea de esta derivación (fig. 2,6); en lo que se refiere al complejo QRS, se registra primero una onda positiva pequeña; por la activación del tabique cuya onda avanza hacia este electrodo y a la cual posteriormente se suma la activación de la pared ventricular derecha; finalmente se produce una onda marcadamente negativa, ocasionada por el vector. 2, el cual se dirige hacia la izquierda; el vector 3 no se capta por su orientación hacia arriba y atrás, ya que en todo caso contribuye a acentuar más la negatividad del vector 2. La onda de recuperación se inscribe también como una onda negativa. Las derivaciones precordiales derechas tienen efectivamente estas características: el complejo QRS comienza con una pequeña onda positiva y continúa con una onda predominantemente negativa.

Si la derivación que se estudia está a la izquierda (V6, V5, DI), la morfología del complejo es completamente distinta: ondas P positivas, el complejo QRS comienza con una pequeña onda negativa (onda Q) a causa de la activación del tabique, la cual va seguida de una onda fuertemente positiva, ya que el vector 2 se acerca al electrodo que está a la izquierda; finalmente, el vector remanente marca una pequeña onda negativa.

La onda de recuperación en este caso (onda T) es positiva; hay que recordar que la onda T debe seguir normalmente a la desviación principal del complejo QRS. Las derivaciones izquierdas, por tanto, tienen estas características generales: comienzan con una pequeña negatividad y son predominantemente positivas.

Estos conceptos morfológicos de derivaciones derechas e izquierdas son fundamentales, sobre todo a la hora de valorar la morfología de los patrones en la serie precordial

En todo electrocardiograma deben ser determinados una serie de aspectos, para ello se seguirá un orden lógico y preestablecido con la finalidad de no pasar por alto ninguna terminación que pueda resultar de importancia en el diagnóstico. Estos aspectos son: ritmo, frecuencia cardíaca, onda P, intervalo PR, complejo QRS (orientación o eje eléctrico, duración o anchura y voltaje o altura), segmento ST y onda T.

Ritmo

La primera determinación que se debe realizar en todo electrocardiograma es si el ritmo es sinusal o no.

El ritmo sinusal se reconoce en el electrocardiograma cuando cada complejo QRS esta precedido por su onda P correspondiente, por tanto existe igual número de ondas P que de complejos QRS, también se debe observar si la distancia que existe desde el inicio de la onda P hasta el complejo QRS llamado intervalo PR o ligadura es siempre la misma, lo cual significa que estímulo sale en forma normal del nódulo sinusal y activa las aurículas (ondas P), atravesó el nódulo AV y en haz de Hiss (segmento PR) y finalmente los ventrículos (fig. 2.7)

Cuando lo anterior no se cumple; se está en presencia de un trastorno del ritmo cardíaco o arritmia

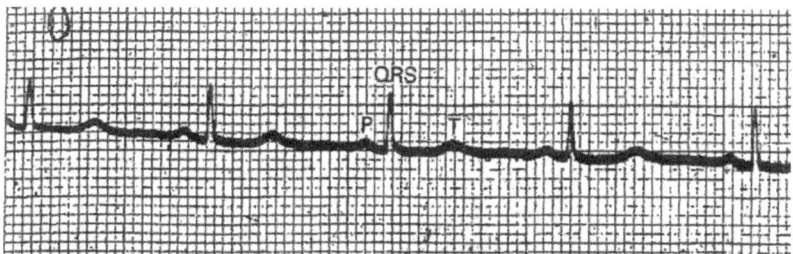

Fig. 2.7 Ritmo sinusal. Obsérvese que cada complejo QRS va precedido de su onda P y el PR es igual (frecuencia cardíaca 1500/20=75)

Frecuencia cardíaca

Consiste en determinar el número de latidos cardíacos por minuto; esto se realiza dividiendo 1 500 entre el número de cuadritos pequeños que existen entre dos complejos QRS sucesivos.

La constante 1500 se establece a partir de que en 1 s el papel recorre 25 cuadritos (25 mm), por lo tanto en 1 min recorrerá 1500, es decir 25 x 60. Si por ejemplo, entre un complejo QRS y el siguiente hay 20 cuadritos, en 1500, que es 1 min, habrá 1 500/ 20 = 75, cifra que representa la frecuencia cardíaca (fig. 2,7).

La frecuencia cardíaca normal para un adulto esta entre 60 y 100 latidos por minuto.

Onda P

En todo electrocardiograma es de capital importancia identificar la onda P, que como se ha dicho, es la primera onda del trazado la cual se debe a la activación eléctrica de las aurículas; y una vez identificada, estudiar atentamente su morfología. La derivación más indicada para identificar la onda P es DII, pues de acuerdo con la inclinación normal de la onda de activación (hacia abajo y a la izquierda), se aproxima a dicha derivación, y alcanza, por tanto, su mayor voltaje en ella.

La onda P normal es una onda de trazo grueso y de contorno redondeado, su altura esta generalmente por debajo de los 2.5 mm (fig. 2.8a)

Cuando existe una hipertrofia auricular, el voltaje de la onda P se .altera y sobre todo su morfología; de esta manera, si la hipertrofia es auricular derecha la onda P se hace simétrica y puntiaguda, a la vez que gana en altura (fig. 2.8b) como en este caso el eje de P se desvía algo hacia la derecha, las ondas P pulmonares se identifican mejor en DII, DII y aVF, así como en las derivaciones precordiales derechas V1 y V2.

Cuando la hipertrofia es auricular izquierda, la onda P adopta otra morfología, se hace más ancha, se aplana en su cúspide, y muchas veces presenta una escotadura, que es la llamada onda P mitral, que con motivo de desviar el vector de P hacia la izquierda se capta mejor en DI y DII, así como en las derivaciones precordiales izquierdas V4, V5 y V.6 (fig. 2.8 c).

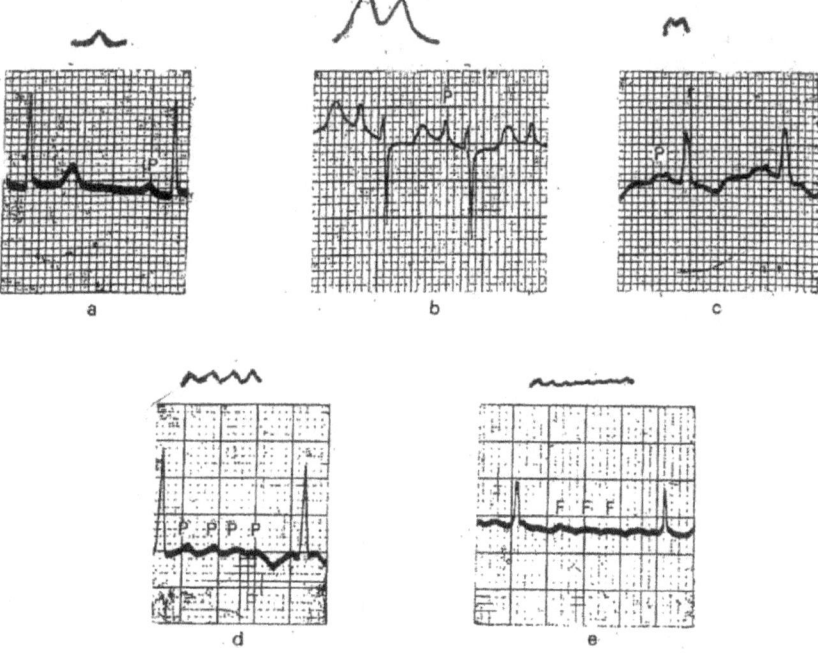

Fig. 2.8 Onda P: a, normal; b, pulmonar; c, mitral; d, en festón o diente de serrucho (ondas P o flutter auricular); e, fibrilación auricular (ondas F)

Intervalo PR

Como se ha dicho, el intervalo PR es el espacio de tiempo que va desde el inicio de la onda P hasta el inicio del complejo QRS, su medida por lo tanto incluye: La duración de la onda P (activación eléctrica de las aurículas) y el segmento PR, que como es sabido es el tiempo que demora la activación eléctrica en atravesar el nódulo auriculo ventricular y el haz de Hiss; no obstante, la medición siempre se realiza en conjunto para simplificar la lectura ya que siempre que existe una alteración en la duración del intervalo PR se debe al tiempo que demora el estímulo en atravesar el nódulo AV (segmento PR) (fig. 2.9)

La duración normal del intervalo PR es variable de acuerdo con la frecuencia cardíaca, ya que a medida que es mayor la frecuencia el intervalo PR tiende a acortarse, pero en términos generales puede aceptarse como límite máximo normal 0.20 s y hasta 0.16 s en el niño siempre que la frecuencia cardíaca este dentro de límites normales.

Cuando el intervalo PR esta alargado o es variable, existe una dificultad en la conducción del estímulo eléctrico a través del nódulo AV que es lo que se denomina bloqueo AV y que de acuerdo con el grado de dificultad en la conducción puede ser de primero, segundo o tercer grado.

Cuando el intervalo PR está muy acortado (de hecho no existe segmento PR) se habla de la existencia de un síndrome de preexitación o de Wolff-Parkinson-White (fig. 2.9) todo lo anterior será tratado en el capítulo correspondiente a los trastornos del ritmo cardíaco.

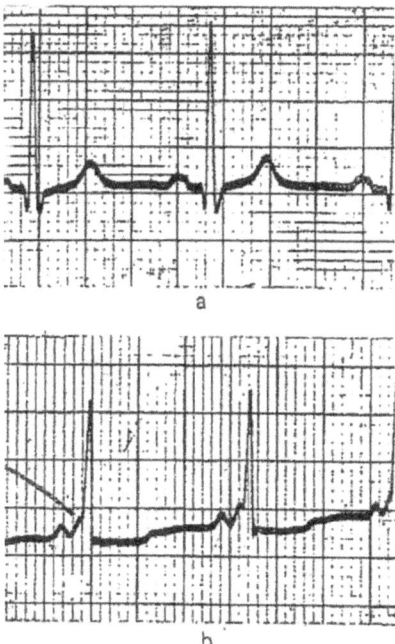

Fig. 2.9 Intervalo PR: a, normal; b, síndrome de Wolff-Parkinson-White. No existe el segmento PR.

Complejo QRS

Eje eléctrico medio

El eje eléctrico medio del complejo QRS es la orientación en el plano frontal del vector 2 de la activación ventricular, que como se ha visto, es el vector resultante de la activación eléctrica de ambos ventrículos. Este vector normalmente debe estar orientado hacia abajo y a la izquierda, en virtud de que las fuerzas eléctricas del ventrículo izquierdo, por ser este de paredes más gruesas, son las predominantes.

Si se divide la región precordial en cuatro cuadrantes y se traza una circunferencia a su alrededor, el eje eléctrico debe ocupar normalmente el cuadrante inferior izquierdo (fig. 2.10), es decir, entre 0 y +90 (en electrocardiografía los dos cuadrantes inferiores tiene valores positivos, mientras que los superiores tienen valores negativos)

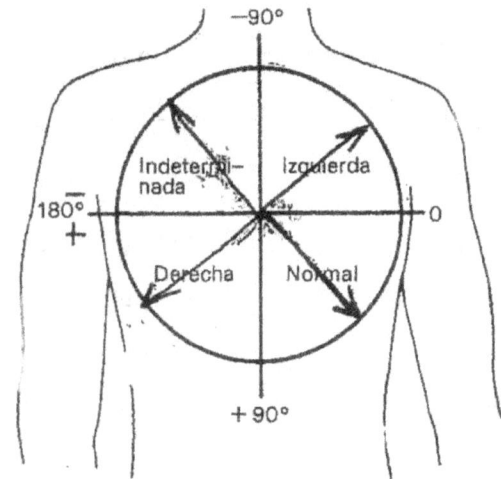

Fig. 2.10 Division esquemática de la región precordial en cuadrantes.

Cuando el eje eléctrico se sitúa en el cuadrante inferior derecho, es decir, entre +90 y +180° se dice que existe una desviación axial derecha.

Si el eje eléctrico ocupa el cuadrante superior izquierdo, es decir, entre 0 y -90°, hay una desviación axial izquierda.

Por último, cuando el eje ocupa el cuadrante superior derecho, se considera que esta en una posición indeterminada entre -90° y -180°.

Clásicamente, para la determinación de la orientación del eje eléctrico en el plano frontal, se emplean solo las derivaciones estándar DI y DIII aunque ocasionalmente, como se verá más adelante, hay que auxiliarse de la derivación DII.

El hecho de que las derivaciones DI y DIII sean de tanta utilidad en esta determinación esta dado porque ambas estudian el potencial eléctrico producido por el corazón desde ángulos opuestos, como se recordara DI es una derivación situada a la izquierda, mientras que DIII que está situada hacia abajo y a la derecha. Es importante recordar esta ubicación como recurso nemotécnico, puede servir el hecho de que siempre que se observa un electrocardiograma DI está ubicado frente a la mano izquierda y DIII hacia la mano derecha del observador.

Ya en posesión de este concepto, la determinación de la orientación del eje eléctrico resulta mucho más fácil: cuando el eje eléctrico esta desviado hacia la izquierda, la corriente u onda de activación se acerca a DI, por tanto, esta derivación exhibe un patrón QRS de fuerte predominio positivo, al mismo tiempo que el patrón QRS de DIII es predominantemente negativo, es decir, la onda positiva se encuentra frente a la mano izquierda del observador (fig. 2.11a y 2. 12a).

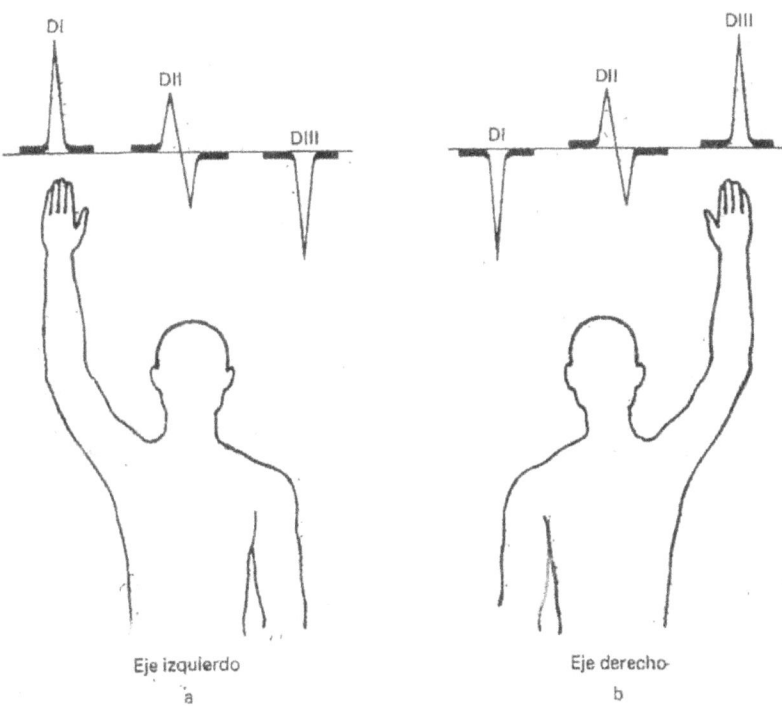

Fig. 2.11 Esquema que ejemplifica la desviación de dos ejes eléctricos de QRS.

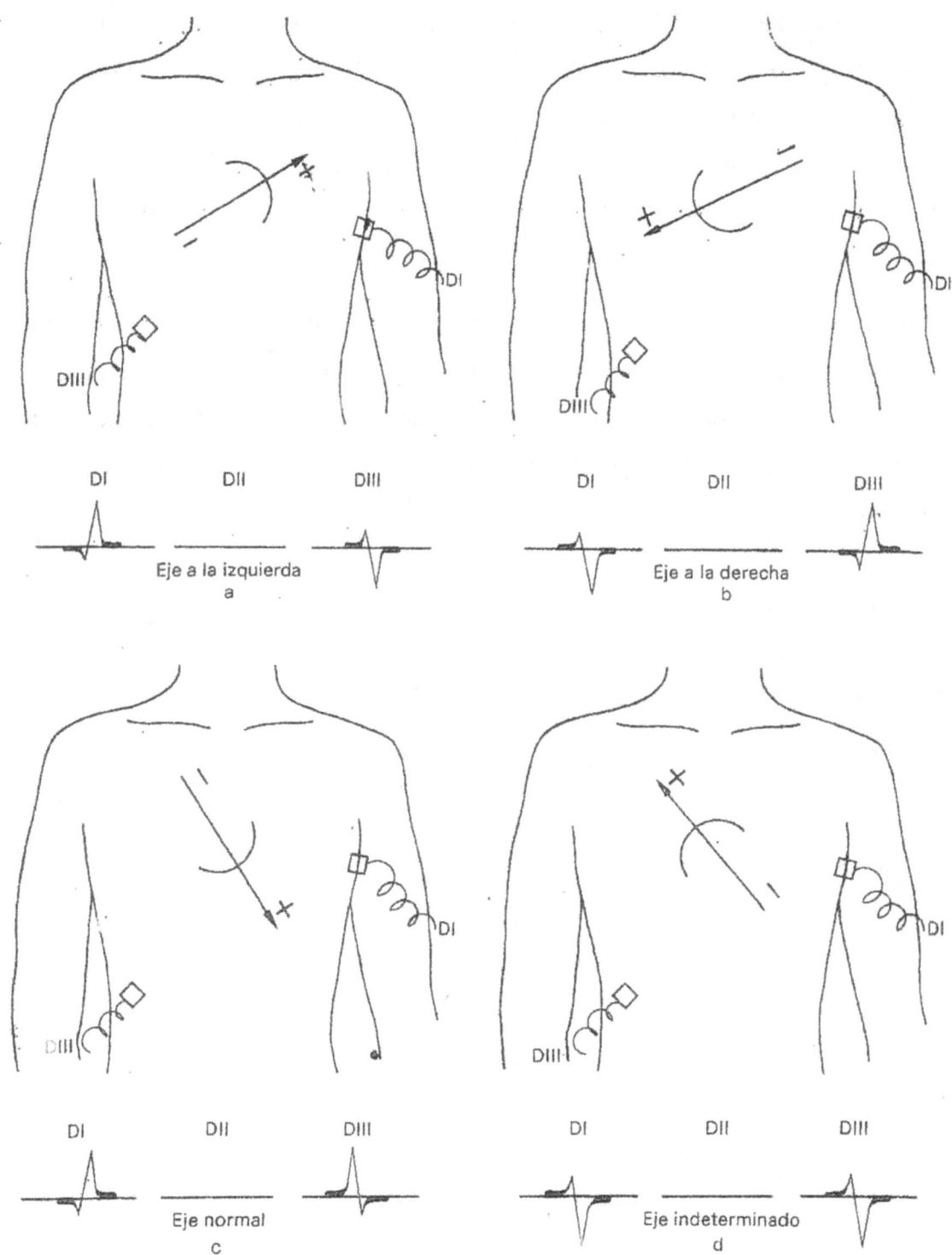

Fig 2.12 Representación grafica de las diferentes desviaciones del eje eléctrico

Cuando el eje eléctrico está en posición normal, la inclinación del vector u onda de activación ventricular es hacia abajo y hacia la izquierda, acercándose a los electrodos de DI y DIII, y esto hace que los patrones QRS sea predominantemente positivos tanto en DI como en DIII (fig. 2.12c); es decir, que en los ejes eléctricos que tienen una posición normal hay un predominio positivo tanto en DI como en DIII.

Si los ejes se hallan en posición indeterminada, el vector u onda de activación se orienta hacia arriba y a la derecha, y se aleja tanto de DI como de DIII, por consiguiente ambas derivaciones exhiben patrones con predominio negativo (fig. 2.12a).

Es necesario aclarar que si al analizar los electrocardiogramas, se detecta que el eje eléctrico está en posición normal o en posición indeterminada, no hay que hacer otra consideración, la primera eventualidad es normal y la posición indeterminada es siempre patológica; no obstante, si el eje está orientado hacia la izquierda o hacia la derecha, si es importante conocer si esta desviación es ligera o marcada, ya que en el primer caso puede no ser patológica.

Para dilucidar si la desviación axial izquierda o derecha es marcada hay que valerse de la derivación DII. Si DII exhibe un patrón QRS con franco predominio positivo, la desviación del eje no es muy marcada, pero si el patrón QRS que aparece en DII es de pequeño voltaje, isodifásico o negativo, la desviación es marcada, tanto más cuanto más negativo sea el patrón de DII.

Lo anterior es válido lo mismo en los ejes desviados hacia la derecha que en los desviados hacia la izquierda, ya que como se puede observar en la figura 2.13, mientras más se incline el vector hacia la izquierda o hacia la derecha, más negativa se hace la derivación DII.

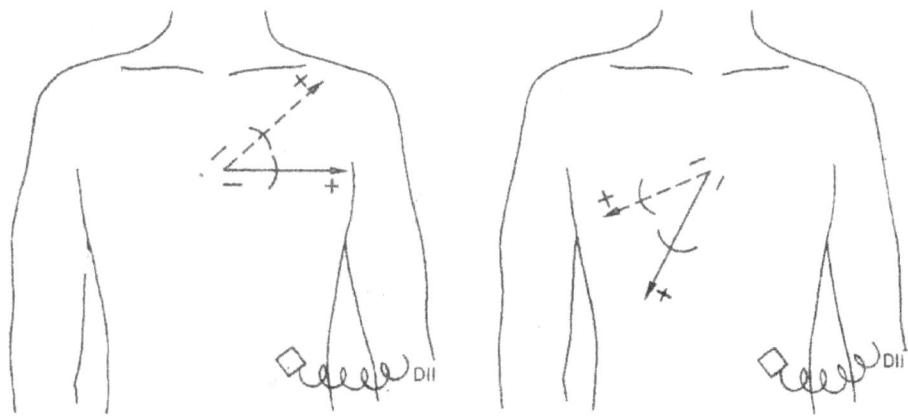

Fig. 2.13 Representación esquemática del campo eléctrico de la derivación DII en el eje poco o muy desviado, hacia la izquierda y hacia la derecha.

Una última consideración se debe hacer en lo referente al eje eléctrico, y es el caso no infrecuente, en que en una de las derivaciones DI o DIII, aparezca un patrón no definido, es decir, isodifásico o igual a cero; realmente estos ejes son los más definidos ya que al ser el patrón isodifásico o igual a cero en una de dichas derivaciones, significa que el eje eléctrico es perpendicular a la línea de la derivación; así, si el patrón es isodifásico en DI el eje puede equivaler a +90° o -90°.

Si el patrón es isodifásico en DIII el eje puede ser +30° o -150°, pero se hace necesario precisar bien, pues en ambos casos el eje puede ser normal o extremadamente patológico.

De presentarse esta eventualidad se procede de la forma siguiente:

1. Cuando el patrón QRS en la derivación DI o DIII sea isodifásico o igual a cero, se considerara a este patrón igual al que exhibe la derivación opuesta.

2. Si DI tiene un patrón isodifásico y DIII es positivo, se consideraran por tanto ambos como positivos y en este caso el eje es normal, +90.

3. Si DI tiene un patrón isodifásico y DIII exhibe un patrón predominantemente negativo, se consideraran ambos como negativos y en este caso el eje es indeterminado, -90°.

4. Si DIII tiene un patrón isodifásico y el patrón de DI es positivo, se interpretaran ambos como positivos y el eje en este caso es normal, +30°.

5. Si DIII tiene un patrón isodifásico y el patrón de DI es predominantemente negativo, se consideraran ambos como negativos y el eje en este caso es indeterminado, -150°.

6. Si ambos patrones, tanto el de la derivación DI como el de DIII fuesen isodifásicos (caso infrecuente), el eje se considerara en posición normal; generalmente en estos casos los patrones son isodifásicos en todas las derivaciones de los miembros y se deben a un asa vectorial completamente circular.

Un eje eléctrico que este muy desviado hacia la izquierda o hacia la derecha, indica un franco predominio de las fuerzas eléctricas hacia el lado respectivo, y por tanto, puede sugerir una hipertrofia del ventrículo correspondiente en la mayor parte de los casos, pero no necesariamente; así por ejemplo, los bloqueos de rama, completos, o fasciculares, y los infartos, pueden ocasionar fuertes desviaciones del eje eléctrico, a la vez que pueden existir hipertrofias ventriculares que no desvíen el eje eléctrico o incluso con desviaciones del eje hacia el lado contrario como se verá en el capítulo 4, es decir, que las desviaciones del eje eléctrico siempre habrá que valorarlas de conjunto con el resto de las alteraciones que aparezcan en el trazado.

Posición eléctrica

La posición eléctrica, al igual que el eje eléctrico, es indicadora de la orientación en el plano frontal de las fuerzas de activación del complejo QRS.

El procedimiento empleado usualmente para determinar la posición eléctrica, consiste en comprobar la morfología de los complejos QRS presentes en las derivaciones aVL y aVF; como es sabido, la derivación aVL explora el corazón desde el extremo superior izquierdo del tórax, mientras que aVF lo hace desde la porción inferior.

Como es lógico suponer, la posición eléctrica horizontal es aquella que exhibe patrones QRS predominantemente positivos en la derivación aVL, a la vez que son de muy pequeño voltaje o negativos en la derivación aVF; las posiciones eléctricas verticales, por el contrario, presentan complejos QRS fuertemente positivos en la derivación aVF, pero evidencian una débil o ninguna positividad en aVL; por último, los corazones en posición eléctrica intermedia muestran patrones QRS con predominio positivo tanto en aVL como en aVF.

En condiciones normales, en un corazón que se considere en posición intermedia porque no está rotado hacia uno u otro lado, los ventrículos se orientan de la forma siguiente: el derecho, hacia la derecha y delante; el izquierdo, hacia la izquierda, antes y abajo; es por ella que en los corazones en posición intermedia, los patrones QRS predominantemente positivos (similares a los aparecidos en las derivaciones V5 y V6) y representativos del ventrículo izquierdo, aparecen tanto en la derivación aVL como en aVF (fig. 2.14 a)

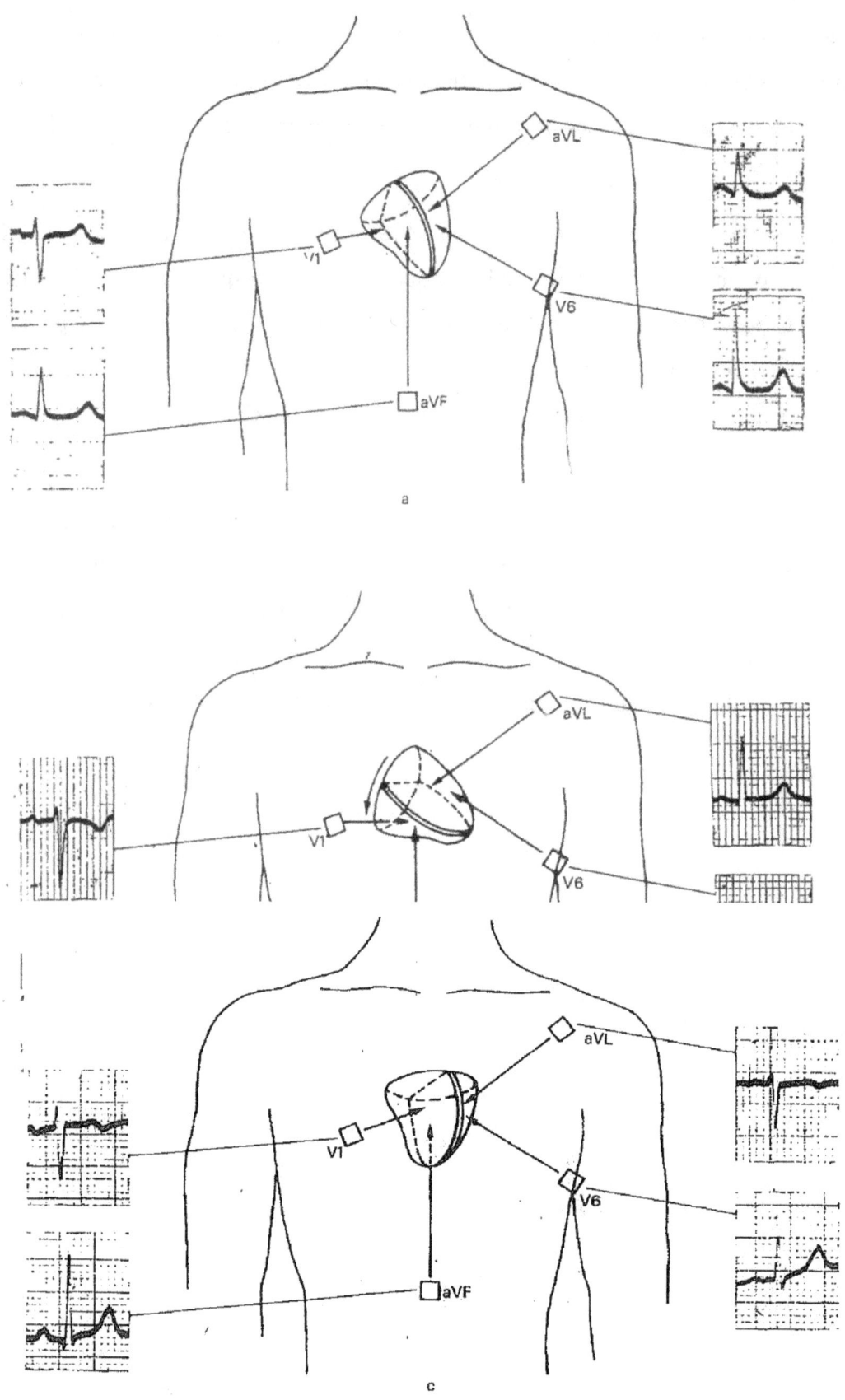

Fig. 2.14 Posición eléctrica: a, intermedia; b, horizontal y c, vertical

Cuando el corazón esta rotado alrededor de su eje longitudinal y el ventrículo izquierdo se aproxima hacia arriba y delante, los patrones QRS con predominio positivo aparecen en la derivación aVL (fig. 2.14 b); por el contrario, cuando la rotación es tal que la masa muscular principal o pared libre del ventrículo izquierdo descansa sobre el diafragma, los patrones QRS con predominio positivo, semejantes a los aparecidos en V5 y V6, aparecen en la derivación aVF, mientras que en la derivación aVL los patrones QRS presentan pequeño voltaje o son negativos (fig. 2.14 c).

En conclusión, la morfología de los patrones del ventrículo izquierdo, suele hacerse visible en las derivaciones DI y aVL, en aquellos corazones que están en posición eléctrica horizontal o intermedia, y en DII, DIII y aVF, en los corazones que tienen posición, eléctrica vertical. Esto es de importancia en el estudio de las hipertrofias ventriculares y los bloqueos de rama, como será visto al final de los capítulos correspondientes.   .

Duración o anchura del complejo QRS

Es la medida tomada horizontalmente desde el inicio del complejo QRS hasta su terminación, e indica el tiempo que dura la activación eléctrica de los ventrículos. Normalmente, puede durar hasta 0.10 s (dos cuadraditos y medio) en el adulto y hasta 0.08 s (dos cuadraditos) en el niño; estas son cifras máximas, es decir, que es raro ver electrocardiogramas con un QRS de 0.1 0 s de duración en un adulto o 0,08 s en un niño, que no sean patológicos. Las cifras mínimas no interesan, no existe patología alguna porque el complejo QRS sea muy estrecho.

Regularmente, la duración o anchura del complejo QRS es prolongada cuando existe una dificultad o trastorno en la conducción eléctrica intraventricular, como sucede en los bloqueos de rama.

Voltaje o altura de las ondas del complejo QRS

El complejo QRS puede exhibir bajo o alto voltaje de sus ondas; el bajo voltaje se puede observar en una serie de procesos muy diversos que interfieren la conducción eléctrica, mientras que el alto voltaje es una de las alteraciones más importantes en las hipertrofias ventriculares. A continuación se analizan los criterios diagnósticos de bajo o alto voltaje.

Bajo voltaje del complejo QRS

Se dice que el complejo QRS es de bajo voltaje, cuando la suma aritmética de las ondas positivas y negativas del complejo no pasa de 5 mm en ninguna de las tres derivaciones estándar (fig. 2.1 5). Es necesario puntualizar que los pequeños complejos deben estar en las tres derivaciones, ya que si existe aunque sea una sola de ellas que supere dicha medida, el diagnóstico no debe ser establecido.

El bajo voltaje del complejo QRS se ve fundamentalmente en procesos que interfieren la conducción eléctrica, por ejemplo, miocarditis grave, mixedema o hipotiroidismo, pericarditis con gran derrame, enfisema pulmonar, obesidad, etc.

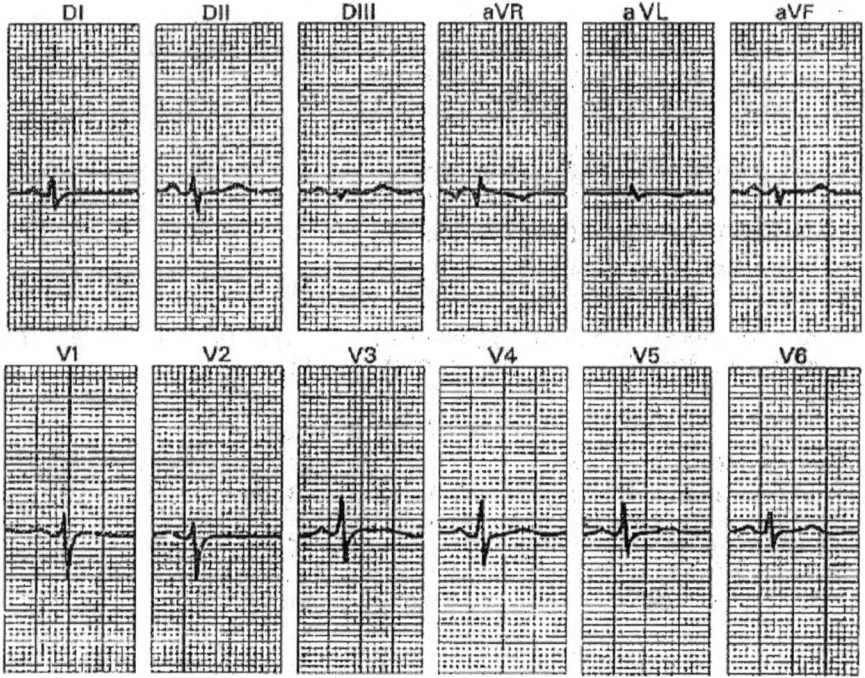

Fig. 2.15 Bajo voltaje del complejo QRS, la suma aritmética de las ondas positivas y negativas del complejo QRS no excede de 5 mm en ninguna de las tres derivaciones estándar. Como generalmente sucede, las ondas T también están aplanadas.

Alto voltaje del complejo QRS

Se puede apreciar el alto voltaje del complejo QRS cuando se observa la gran altura o profundidad que tienen las ondas .del complejo QRS en las derivaciones estándar; no obstante, en estas derivaciones no se realiza la medición sistemática de la altura o profundidad de las ondas en caso, pues por el alto voltaje del complejo QRS es uno de los datos de más valor en el diagnóstico de las hipertrofias ventriculares, donde se deben determinar las medidas del voltaje, por ser de particular interés, es en aquellas derivaciones que exploran el corazón por el lado derecho o por el izquierdo; así por ejemplo, son importantes:

Para el ventrículo derecho

1. Onda R de V1. Su voltaje no debe exceder de 10 mm, excepto en niños menores, de dos años. Normalmente esta derivación debe ser predominantemente negativa; el solo hecho de predominar la onda R sobre la S, es decir, relación R/S > 1 es anormal.

2. Onda R de aVR. Normalmente el complejo QRS en la derivación aVR debe ser predominantemente

negativo; si este patrón es isodifásico o predominantemente positivo, es patológico, excepto en niños menores de un mes de nacido.

3. Onda S de aVL. Esta es una derivación situada hacia la izquierda; una gran negatividad en ella es indicativa de que existen fuerzas eléctricas importantes inclinadas hacia el lado contrario. Una onda S de más de 10 mm de profundidad en aVL generalmente es patológica.

Para el ventrículo izquierdo:

1. Onda R de V6. Su voltaje no deberá exceder de 25 mm, si es mayor, sugiere hipertrofia ventricular izquierda; comúnmente al voltaje de esta onda R de V6 se le adiciona la profundidad de la onda S de VI (índice de Sokolow), y esta medida no debe exceder 35 mm.

2. Onda S de V2. Se le considera representativa del ventrículo izquierdo y cuando la profundidad es mayor de 25mm Sugiere hipertrofia de ventrículo.

3. Onda R de aVL. Se considera normal hasta 13 mm, si pasa de esta medida sugiere hipertrofia ventricular izquierda.

Segmento ST

Después de la activación eléctrica de los ventrículos, continua un trazo grueso que ocupa la línea isoeléctrica, denominado segmento ST, que debe estar al mismo nivel de su homologo del lado opuesto (segmento PR) el segmento ST coincide con el trabajo mecánico (contracción de los ventrículos) y separa el complejo de activación eléctrica de los ventrículos (QRS) de la onda de recuperación u onda T.

Al interpretar un electrocardiograma, son importantes los desniveles del segmento ST de la línea isoeléctrica. Las patologías que pueden causar desniveles del segmento ST son de diversas índoles; el desnivel puede ser en sentido positivo o negativo, y en uno u otro caso deberá valorarse conjuntamente con la onda T acompañante. El desnivel debe ser superior a 1 mm.

Desnivel positivo del segmento ST con onda T positiva y alta, sugiere vagotonía; con onda T aplanada, pericarditis y con onda T fuertemente invertida, infarto agudo del miocardio en su fase aguda (fig. 2.16 a).

Desnivel negativo del segmento ST con onda T fuertemente positiva sugiere isquemia subendocárdica; con onda T normal, signo de impregnación digitálica, sobre todo si el segmento ST es en forma de cubeta; y con onda T invertida sobrecarga ventricular (Fig. 2.16b)

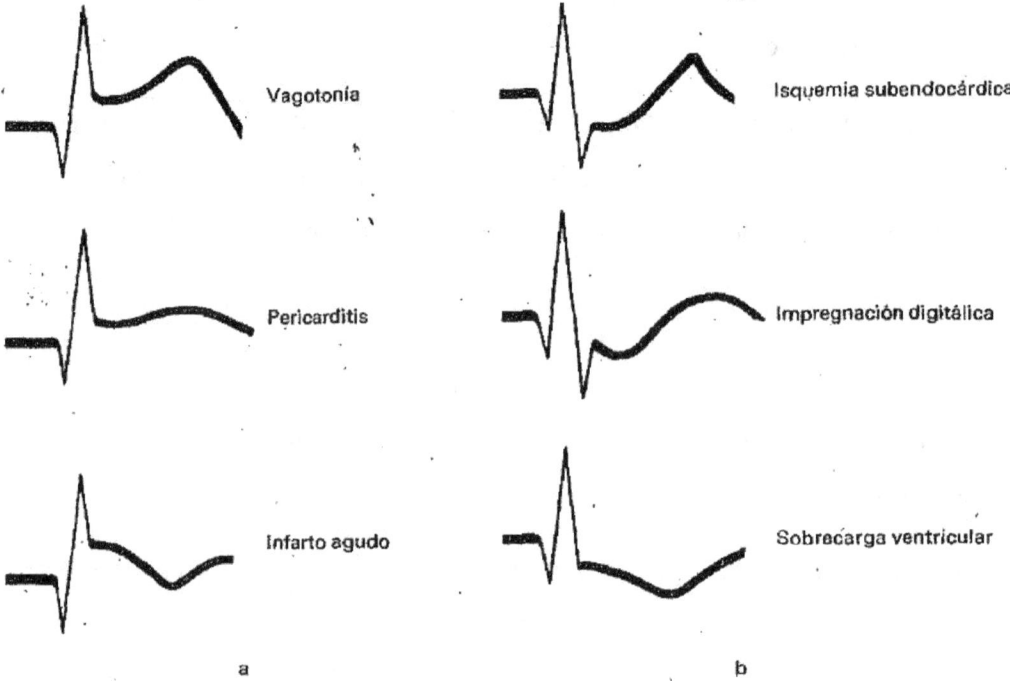

Fig. 2.16b Desniveles del segmento ST: a, desnivel positivo: b, desnivel negativo.

Las alteraciones mencionadas anteriormente sugieren esas patologías, pero deben ser valoradas desde el punto de vista clínico, pues el electrocardiograma es un examen complementario que habrá de valorarse a la luz de las manifestaciones clínicas.

Onda T

Como ya se dijo, esta es la onda de recuperación ventricular; es de inscripción lenta, trazo grueso y contornos redondeados.

La onda T debe ser positiva en todas las derivaciones, exceptuando las derivaciones aVR y V1; donde normalmente la onda T es negativa y, ocasionalmente, en la derivación DIII.

De manera general, la orientación de la onda T debe coincidir con la orientación del complejo QRS que la acompaña, es decir, que si el complejo QRS es predominantemente positivo, la onda T también debe ser positiva; este aspecto es de mucha importancia a la hora de valorar una onda T negativa.

En el niño como se verá en el capítulo 7, la onda T puede ser invertida en toda la serie precordial derecha; incluso hasta V4 y esto no constituye una patología si no existe en el trazado de otras alteraciones (persistencia del patrón juvenil)

3 Alteraciones del ritmo cardíaco

Normalmente el impulso eléctrico se genera en el nódulo sinusal situado en la parte alta de la aurícula derecha, cerca de la desembocadura de la vena cava superior; este es el nódulo que gobierna la actividad del corazón y por ello es llamado marcapaso.

Como se recordara, el impulso eléctrico sinusal es conducido a través de los haces internodales, anterior, medio y posterior, hacia el nódulo AV (en la actualidad conocido con el nombre de región de la unión, situada en la parte inferior de la aurícula derecha, cerca del tabique interauricular). Después de atravesar la región de la unión, el estímulo llega al haz de Hiss y de este pasa a las paredes ventriculares y al tabique, a través de un sistema trifascicular (rama derecha del haz de Hiss y los dos fascículos de la rama izquierda, anterior y posterior); las ramificaciones de este sistema trifascicular (arborizaciones de Purkinje) se distribuyen por la superficie endocárdica de los ventrículos y el tabique para trasmitir el impulso eléctrico hasta dichas zonas.

Todas aquellas alteraciones que afectan, bien al origen (automatismo) o a la conducción del estímulo eléctrico, se denominan arritmias.

CLASIFICACION DE LAS ARRITMIAS

Las arritmias pueden clasificarse de diferentes formas, a continuación se sintetiza en un cuadro la clasificación que tiene en cuenta tanto las alteraciones en la formación del impulso como aquellas que se presentan en la conducción de este.

Por alteraciones en la conducción del impulso
{
  Por conducción retardada (bloqueos)
  {
    Bloqueos auriculoventriculares (de primer, segundo y tercer grados o completo)
    Bloqueos intraventriculares (de rama derecha, de rama izquierda, fascicular anterior izquierdo, fascicular posterior izquierdo)
  }
  Por conducción acelerada
  {
    Síndrome de preexcitación o de Wolff-Parkinson-White
  }
}

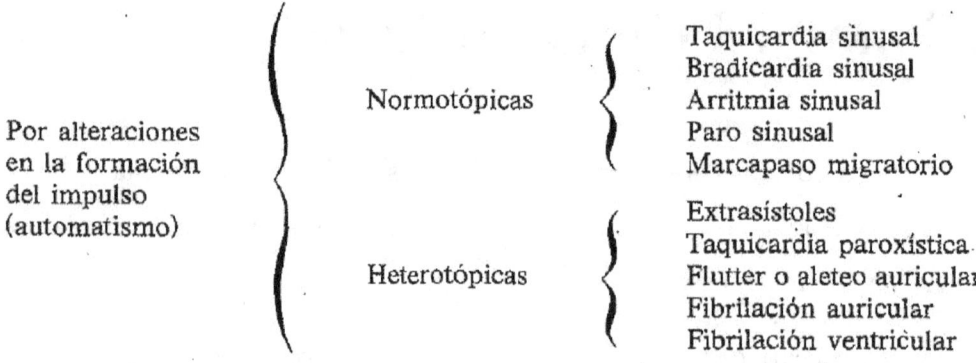

Por alteraciones en la formación del impulso (automatismo)

- Normotópicas
  - Taquicardia sinusal
  - Bradicardia sinusal
  - Arritmia sinusal
  - Paro sinusal
  - Marcapaso migratorio
- Heterotópicas
  - Extrasístoles
  - Taquicardia paroxística
  - Flutter o aleteo auricular
  - Fibrilación auricular
  - Fibrilación ventricular

Arritmias por alteraciones en la formación del impulso (automatismo)

Arritmias normotópicas

En este tipo de arritmias el estímulo alterado se genera en el nódulo sinusal.

Taquicardia sinusal

En esta alteración el estímulo originado normalmente en el nódulo sinusal se reitera a una frecuencia exagerada, superior a 100 latidos por minuto; desde el punto de vista electrocardiográfico, esta taquicardia se caracteriza, en primer lugar, porque la frecuencia cardíaca raramente va más allá de 160 latidos por minuto; además la onda P siempre es reconocible y de características normales, al igual que el resto de las ondas del trazado.

La única alteración es, el acortamiento del espacio diastólico o TP: es decir, el espacio que va desde la onda T hasta la onda P del complejo siguiente, que en estos casos esta notablemente acortado o es inexistente, y la onda P se produce casi sobre la onda T del complejo anterior (fig. 3. 1),

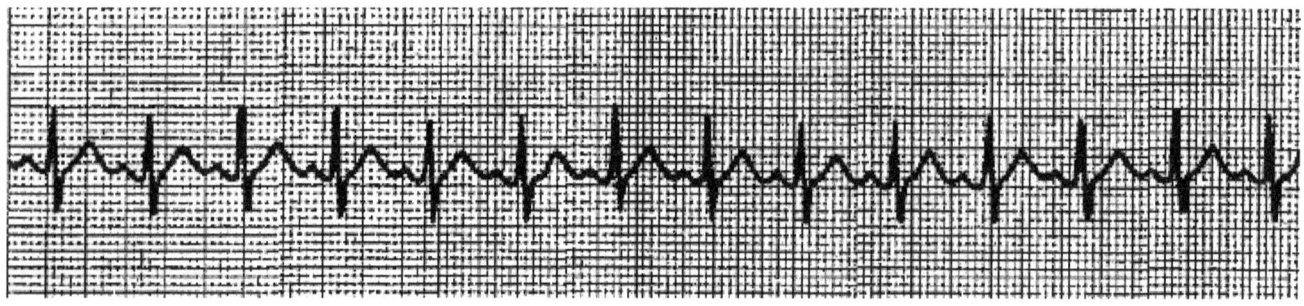

Fig. 3.1 Taquicardia sinusal

Bradicardia sinusal

Al igual que en el caso anterior, el estímulo se origina normalmente en el nódulo sinusal, pero lo hace a una frecuencia muy lenta, menos de 60 latidos por minuto. Desde el punto de vista electrocardiográfico la bradicardia sinusal se caracteriza porque todas las ondas del trazado son normales, únicamente el espacio diastólico TP esta notablemente alargado (fig.: 3.2).

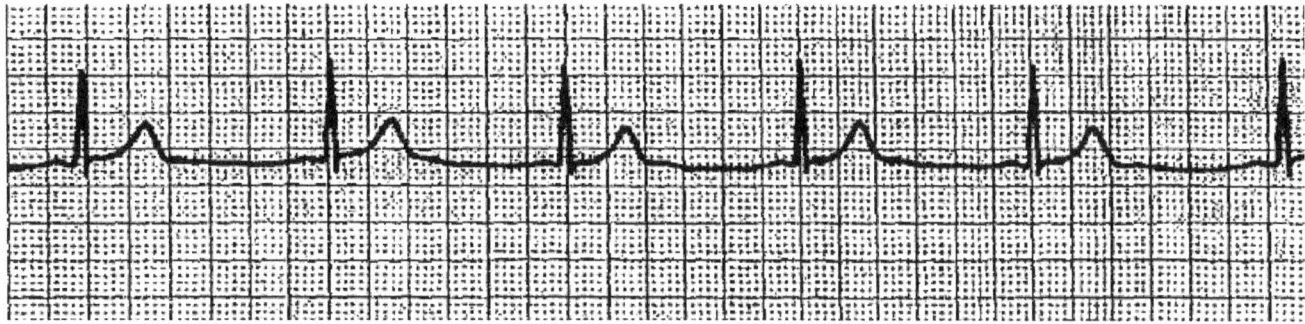

Fig. 3.2 Bradicardia sinusal

Arritmia sinusal

El estímulo lo hace también en el nódulo sinusal, pero se reitera a intervalos de tiempo que son desiguales. Desde el punto de vista electrocardiográfico, esta arritmia se caracteriza porque los complejos QRS no son equidistantes. Para diagnosticarla la diferencia debe ser mayor que 0.12 mm (3 cuadritos) de un complejo al siguiente y, dicho sea de paso; no tiene ningún interés desde el punto de vista clínico (fig. 3.3).

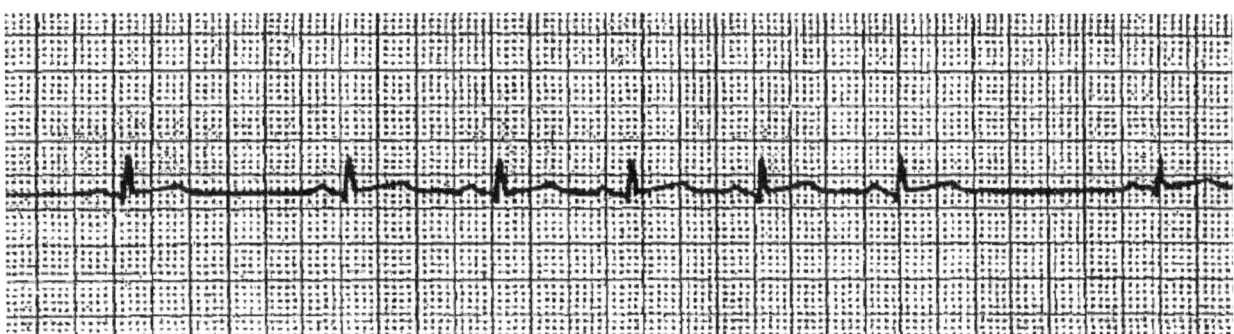

Fig. 3.3. Arritmia sinusal.

Paro sinusal

Consiste en la falta de generación de un estímulo dentro del ritmo sinusal. Desde el punto de vista electrocardiográfico se caracteriza por la ausencia de un latido, por lo que aparecerá una pausa diastólica prolongada entre dos latidos normales; el intervalo de esta pausa es el correspondiente a dos ciclos normales o ligeramente menor (fig. 3.4).

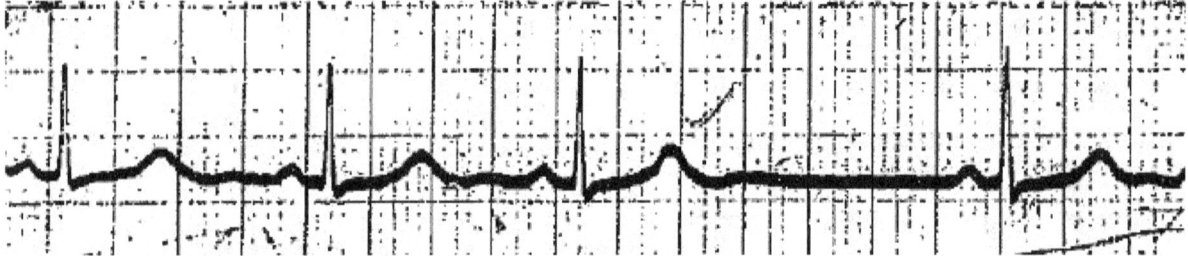

Fig. 3.4 Paro sinusal después del tercer complejo existe una pausa que abarca la duración de dos ciclos.

Marcapaso Migratorio

El estímulo no se genera siempre en el mismo sitio, desde el punto de vista electrocardiográfico, se caracteriza porque en una misma derivación, las ondas P son de morfología variable, incluso alguna de ella pueden ser negativas, ya que el estímulo puede salir del nódulo AV, activando las aurículas en forma retrograda (de abajo hacia arriba); en este caso lógicamente existe un componente heterotópico (fig. 3.5).

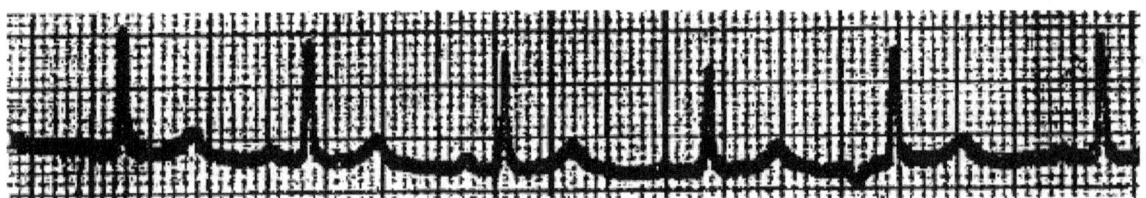

Fig. 3.5 Marcapaso migratorio. Nótese la diferencia morfológica de la onda P en los distintos complejos. El quinto latido es un estímulo nodal o de la unión.

Arritmias heterotópicas

En este tipo de arritmias el estímulo se genera fuera del nódulo sinusal, a partir de centros secundarios o terciarios (focos ectópicos) capaces de generar estímulos.

Extrasístoles

Constituyen una de las arritmias más frecuentes; pueden ser definidos como contracciones cardíacas prematuras nacidas de un foco ectópico, es decir; fuera del nódulo sinusal

Las extrasístoles se reconocen fácilmente en el trazado porque la contracción extrasistólica se adelanta en el ritmo de base, es decir, está más próxima a la anterior y generalmente va seguida de una pausa alargada, llamada pausa post extrasistólica o pausa compensadora.

La morfología del complejo QRS extrasistólico puede estar más o menos deformada de acuerdo con el sitio donde se originó el latido anormal; si el estímulo nació en el ventrículo, el complejo QRS a que da lugar es ancho y deforme (fig. 3.6a), pero si el extrasístole se originó por encima de los ventrículos (nódulo AV del haz de Hiss). Cuando el estímulo se distribuye en forma normal por los ventrículos el complejo QRS es de característica normales, aunque puede diferir ligeramente del complejo de base.

Las extrasístoles pueden ser aisladas, agrupadas en forma de salvas o aparecer con cierta ritmicidad, por ejemplo, una contracción normal y una extra sistólica y así sucesivamente, lo que se denomina ritmo bigeminado (fig. 3.6a); en otras ocasiones pueden aparecer dos contracciones normales y una extrasistólica (ritmo trigémino)

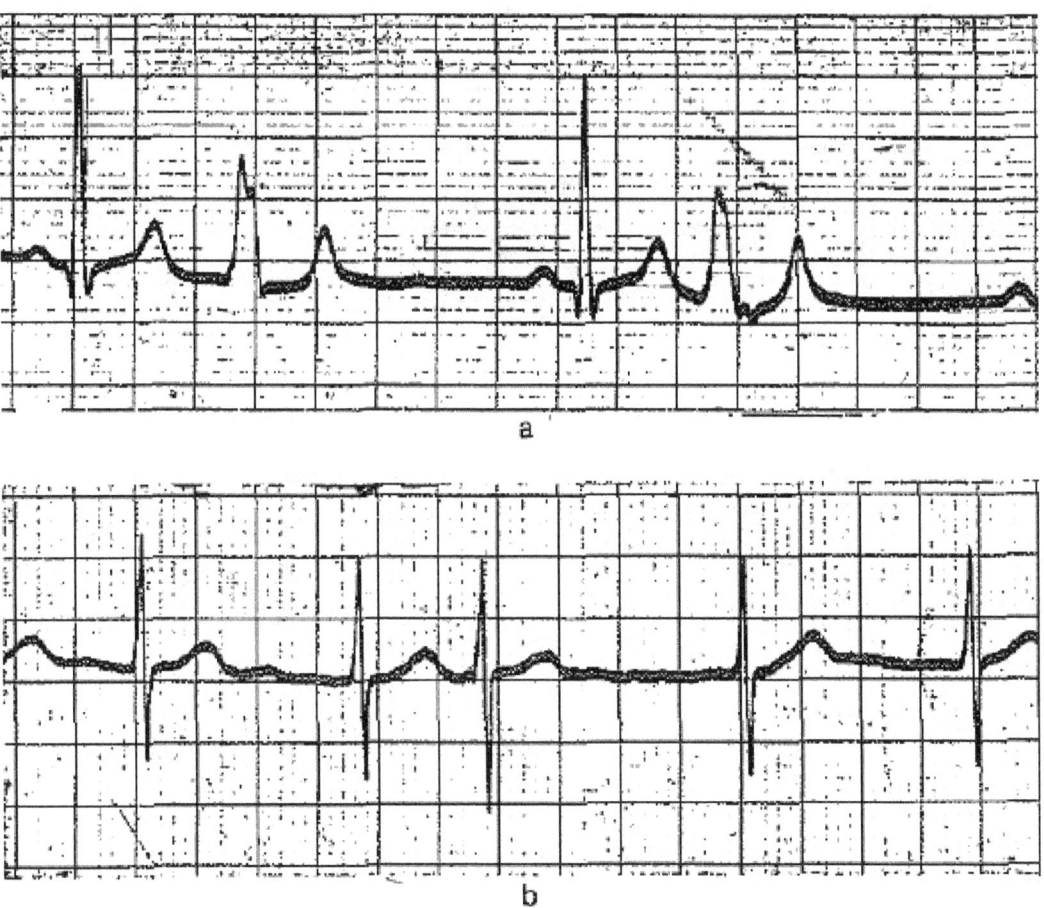

Fig. 3.6 Extrasístoles: a, extrasístoles ventriculares que alternan con complejos QRS normales dando un ritmo bigeminado; b, el tercer complejo es una extrasístole supravetricular

Taquicardia paroxística

La taquicardia paroxística puede ser considerada como una sucesión ininterrumpida de extrasístoles. De acuerdo con el sitio de origen se divide en dos grandes grupos: ventricular, cuando su sitio de origen está por debajo de la división del haz de Hiss, y supra ventricular, cuando este sitio está por encima de la división del haz de Hiss.

En la taquicardia paroxística ventricular (fig. 3.7 a), la morfología de los complejos QRS, al igual que en las extrasístoles ventriculares, está muy deformada y se producen complejos QRS de gran anchura y con trastornos de conducción, evidenciados por empastamiento de sus ondas y melladuras (complejos aberrantes), mientras que en la taquicardia paroxística supraventricular (fig. 3.7 b), los complejos QRS conservan una morfología más o menos normal, no obstante es difícil confundirla con una taquicardia sinusal, ya que en primer lugar la frecuencia cardíaca generalmente es mayor (superior a 160) y las ondas P normales que preceden al complejo QRS no pueden identificarse.

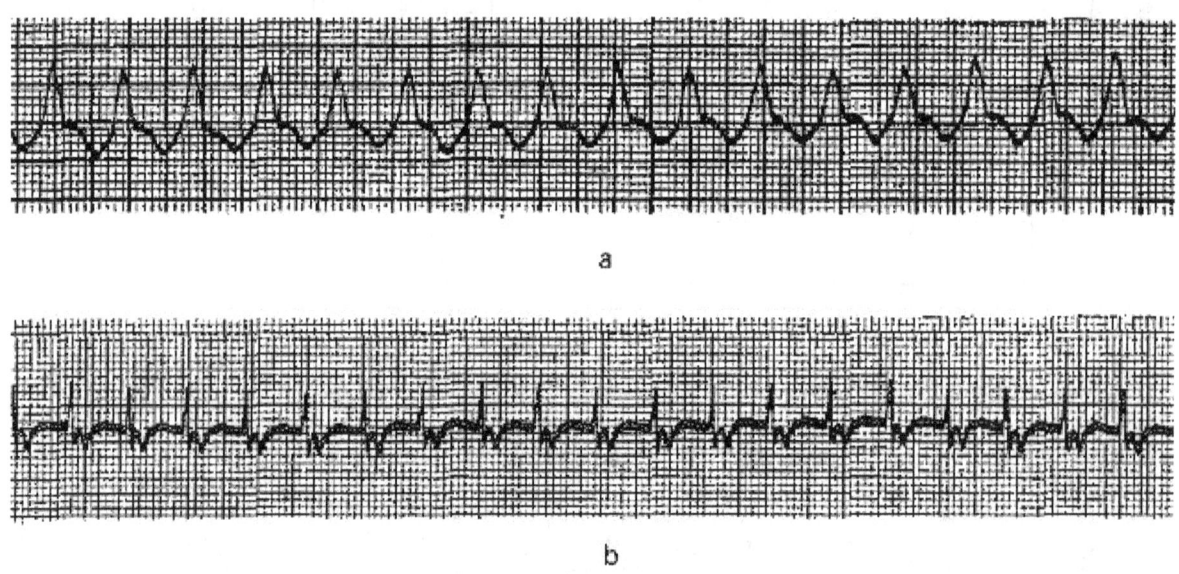

a

b

Fig. 3.7 Taquicardia paroxística: a, ventricular; b, supraventricular con ondas retrogradas después del complejo QRS.

Flutter o aleteo auricular

Esta arritmia se cree que sea producida por descargas eléctricas en las aurículas, que se distribuyen en forma circular por pequeñas áreas de tejido y producen nuevos estímulos, con lo cual se origina una serie numerosa de contracciones auriculares (entre 200 y 400 por minuto), que dan lugar a la aparición en el trazado de un gran número de ondas P, una detrás de la otra, por ello la línea isoeléctrica adopta el aspecto de dientes de serrucho o festón. A este gran número de estímulos auriculares los ventrículos responden en forma regular solo cada 2, 3 o 4 estímulos auriculares, generalmente en forma fija, por tanto la frecuencia ventricular es siempre regular (fig. 3.8).

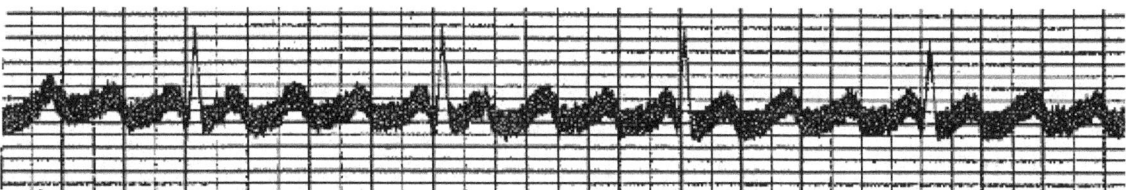

Fig. 3.8 Flutter auricular.

Fibrilación auricular

La actividad eléctrica de las aurículas es mucho más desordenada en esta arritmia, y está representada por una serie de finas contracciones parcelarias, las cuales no son capaces de provocar una contracción auricular efectiva, y las aurículas entran en un estado de tremulación que es compatible con la vida, en virtud de que la sangre pasa de las aurículas a los ventrículos por gravedad.

Desde el punto de vista electrocardiográfico, esta arritmia se caracteriza por no tener ondas P sino unas finas tremulaciones de la línea isoeléctrica, que son llamadas ondas F o de fibrilación y que se detectan mejor en las derivaciones DII y, sobre todo, en Vl y V2. Las ondas F se producen con una frecuencia muy elevada (entre 400 y 800 por minuto), y a estos pequeños estímulos eléctricos auriculares los ventrículos responden en forma muy irregular, es decir, que si se mide la distancia entre un complejo QRS y el siguiente, esta será muy variable (fig. 3.9).

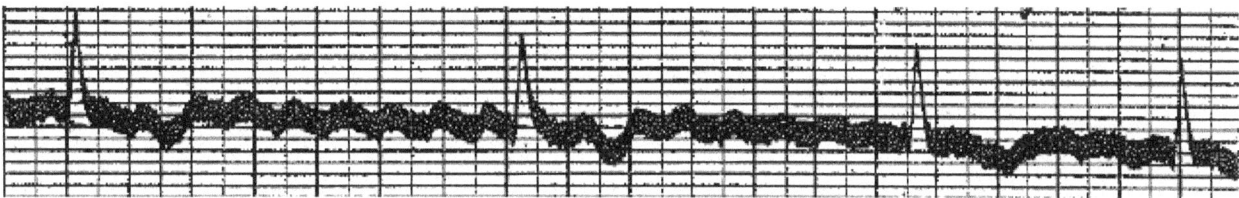

Fig. 3.9 Fibrilación auricular.

Fibrilación ventricular

Cuando este proceso eléctrico de activación parcelaria e irregular descrito en las aurículas, sucede en los ventrículos, la arritmia es incompatible con la vida, pues los ventrículos no pueden efectuar una contracción efectiva para bombear la sangre y se produce un paro cardíaco en fibrilación, en estos casos, hasta no lograr el cese de la actividad eléctrica normal no se puede hacer salir del paro al paciente, para lograrlo, se debe aplicar corriente eléctrica (desfibrilación), lo cual produce una despolarización total del corazón que posteriormente puede reiniciar la actividad eléctrica normal.

Desde el punto de vista electrocardiográfico, la fibrilación ventricular se caracteriza por una anarquía total, donde no es posible reconocer onda alguna, y solo se recoge un tremulación irregular más o menos gruesa de la línea isoeléctrica con aspecto más bien de artefactos que de un electrocardiograma

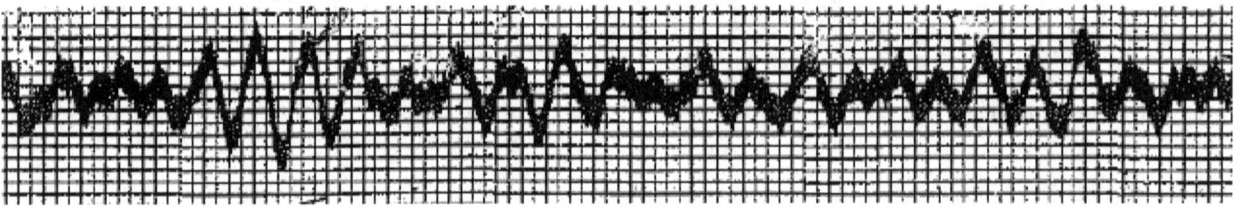

Fig. 3.10 Fibrilación ventricular

Arritmias por alteraciones en la conducción del impulso.

Arritmias por conducción retardada (bloqueos)

Se distinguen los bloqueos auriculoventriculares y los intraventriculares; estos últimos por su extensión e importancia se estudiarán en el capítulo 5

Bloqueos auriculoventriculares

Los bloqueos auriculoventriculares se caracterizan por presentar una dificultad más o menos marcada al paso del estímulo eléctrico a través del nódulo AV. De acuerdo con el grado de dificultad, se clasifican en: de primer, segundo y tercer grados o complete.

Bloqueo AV de primer grado

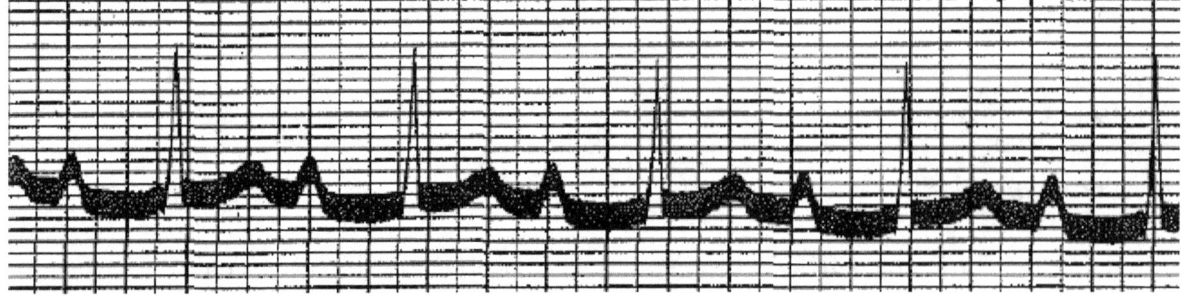

Fig. 3.11 Bloqueo AV de primer grado con alargamiento del intervalo PR

En este tipo de bloqueo, desde el punto de vista electrocardiográfico, se aprecia que el intervalo PR esta alargado más de lo habitual (0.20 s el adulto, 0,16 s en el niño), pero todos los estímulos auriculares se conducen, es decir, están seguidos de su correspondiente complejo QRS (fig. 3.1l)

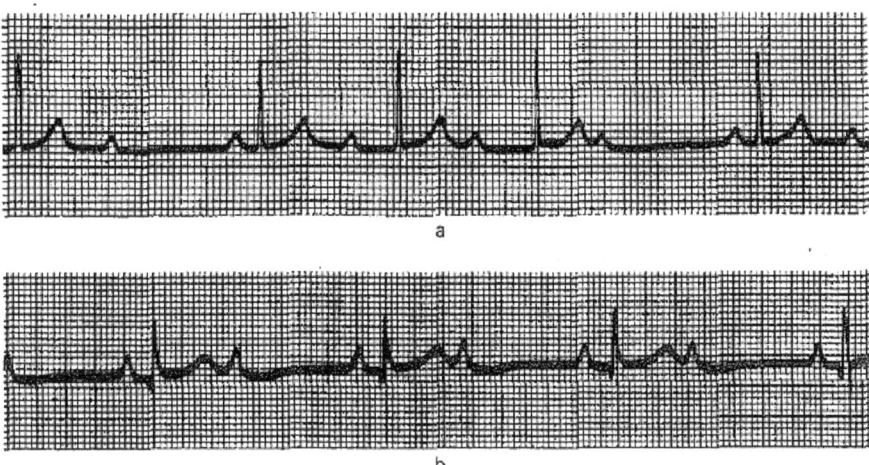

Fig. 3.12 Bloqueos AV de segundo grado: a, con periodos de Wenckebach (el PR se va alargando progresivamente hasta que aparece una P que no tiene respuesta); b. tipo Mobitz II con PR fijo.

Bloqueo AV de tercer grado o completo

E1 trastorno de la conducción es aún más severo, de forma tal que ningún estímulo nacido en las aurículas logra llegar a los ventrículos; las ondas P se producen independientemente de los complejos QRS. En el trazado se ven muchas más ondas P que complejos QRS, ya que los ventrículos al contraerse con ritmo propio, siempre lo hacen a una frecuencia menor que el nódulo sinusal.

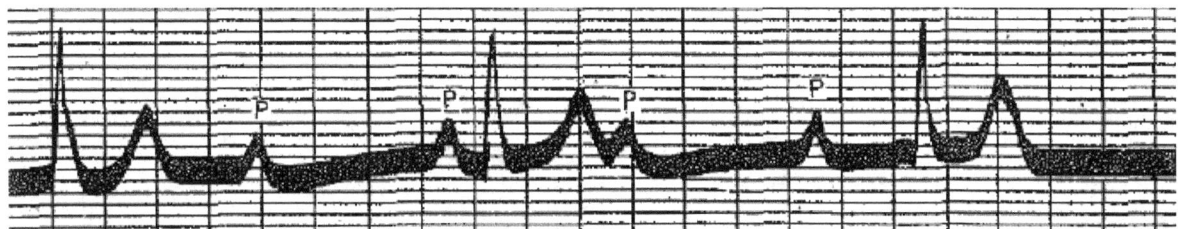

Fig. 3.13 Bloqueo AV de tercer grado o complete. Nótese la variabilidad del intervalo PR y la regularidad en a distancia RR.

Lo que caracteriza a este bloqueo desde el punto de vista electrocardiográfico, es la gran variabilidad del intervalo PR, que a veces parece alargado, en otros cortos y, ocasionalmente, puede parecer normal, pero esta gran variabilidad indica que realmente no hay ligadura alguna o relación entre las ondas P y el complejo QRS y que ambos se producen independientemente. Otro dato de gran valor es la regularidad que existe en el tiempo o intervalo que va de un complejo QRS al siguiente, pues como los ventrículos están latiendo con ritmo propio lo hacen siempre a una frecuencia muy fija (fig. 3. 13).

Arritmias por conducción acelerada

Síndrome de preexcitación o de Wolff-Parkinson-White

El estímulo se origina como es habitual en e1 nódulo sinusal y activa las aurículas con lo cual se produce una onda P normal, pero una vez activadas las aurículas, pasa inmediatamente a través de un haz accesorio que lo conduce rápidamente a los ventrículos, los cuales son activados de inmediato (preexcitación); debido a esto, en el electrocardiograma aparece la onda P e inmediatamente después el complejo QRS no existe segmento PR; ahora bien, el complejo QRS presenta, en su porción inicial un evidente trastorno de conducción el cual se ha dado en llamar onda delta, esto se debe a que si bien el estímulo penetra rápidamente hacia los ventrículos, lo hace por una vía no idónea y una vez en los ventrículos comienza a conducirse mal. Generalmente el final del complejo QRS es de aspecto normal, ya que el estímulo que también penetra por el nódulo AV termina de activar normalmente los ventrículos (fig. 3 .14).

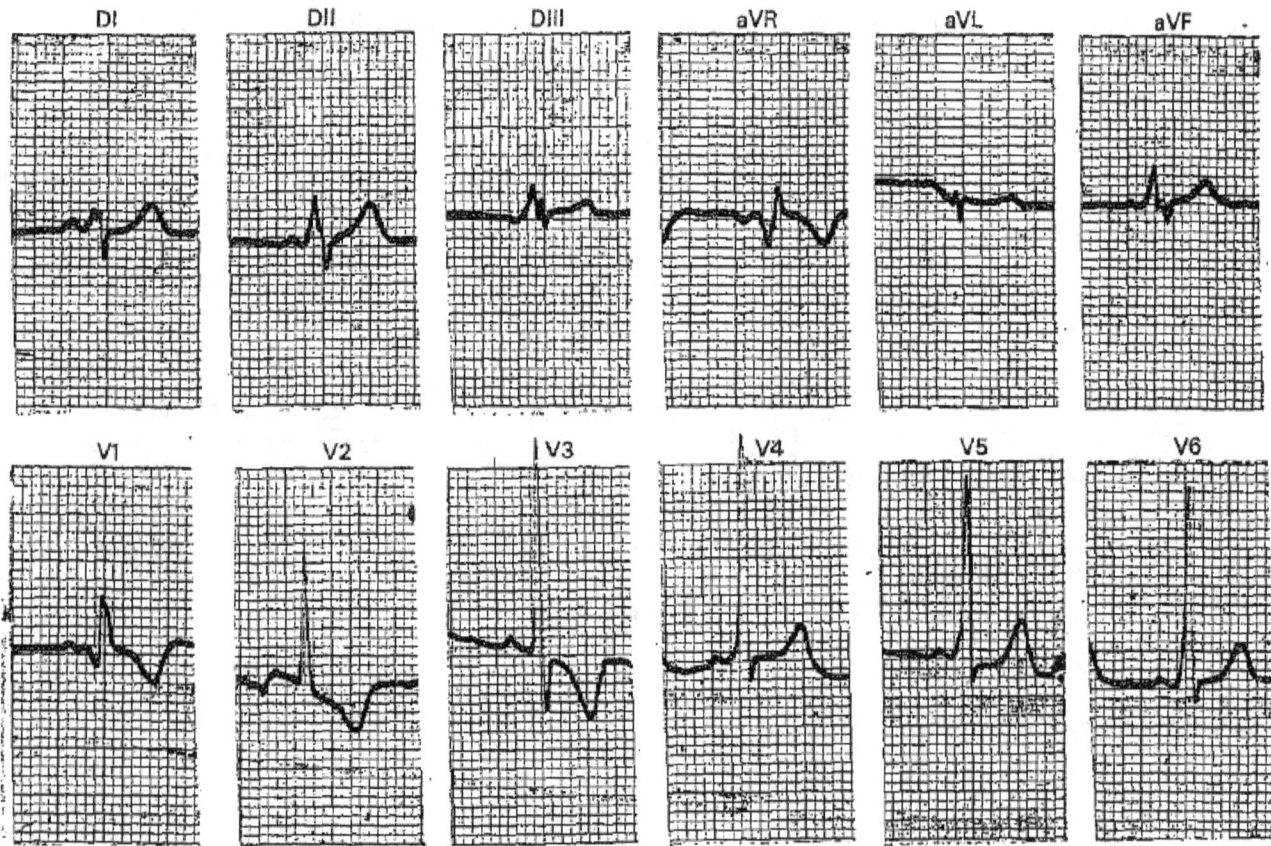

Fig. 3.14 Síndrome de Wolff- Parkinson-White. La onda P va inmediatamente seguida por el complejo QRS ensanchado con trastornos de conducción inicial.

Las alteraciones electrocardiográficas están caracterizadas por la no existencia del segmento PR, la onda P sede inmediatamente ante el complejo QRS, y este presenta deformidad en su porción inicial motivada por la conducción lenta intraventricular (onda delta).

Debe ponerse especial atención a la existencia de este síndrome, pues las alteraciones que presenta el complejo QRS pueden ser fácilmente confundidas con un bloqueo de rama o una hipertrofia ventricular.

Los pacientes portadores de este síndrome están predispuestos a padecer de ataques de taquicardia paroxística supraventricular por un mecanismo de reentrada del estímulo a través del fascículo accesorio.

4 HIPERTROFIAS VENTRICULARES

Las hipertrofias ventriculares; al aumentar el grosor de la masa muscular correspondiente, determinan que aumenta la magnitud o tamaño del vector de activación ya que es mayor el espacio a recorrer. Cuando la magnitud de este vector esta aumentada se traduce en un aumento del voltaje de las ondas del complejo QRS

La duración o anchura del complejo QRS en contra de lo que pudiera pensarse, no está alterada, al menos en forma notable. El ligero ensanchamiento de QRS que pudiera existir, no es realmente proporcional al grado de hipertrofia, es decir no se corresponde con el aumento del voltaje que presenta el complejo QRS, de lo cual puede inferirse que las hipertrofias ventriculares aumentan la velocidad de conducción,

Otras de las alteraciones que generalmente producen las hipertrofias ventriculares, es la inclinación del eje eléctrico hacia el lado del ventrículos hipertrofiado, ya que como es lógico, el vector resultante se inclina hacia ese lado,

Por ultimo las hipertrofias ventriculares producen alteraciones secundarias en la onda de recuperación u onda T, la cual se invierte o aplana en aquellas derivaciones que exploran el ventrículo hipertrofiado; la fisiopatología de esta inversión de la Onda T en las hipertrofias ventriculares se explica por el hecho de que al aumentar el grosor de la masa muscular y mantenerse inalterado el aporte coronario, se provoca un grado de isquemia relativa de la masa muscular, que es el responsable de la alteración de la onda Tal invertir el sentido del vector de recuperación; esto se verá con más detalle en el capítulo 6.

Para analizar las alteraciones electrocardiográficas que producen las hipertrofias ventriculares, se deben tener presentes los criterios siguientes:

- Alto voltaje del complejo QRS.

- Desviación del eje eléctrico

- Inversión o aplanamiento de la onda T, los cuales se analizaran en cada uno de los tipos de hipertrofias que se estudiaran más adelante.

Es importante alertar que no todos los criterios electrocardiográficos tienen necesariamente que estar presentes en un trazado para hacer el diagnóstico de hipertrofia ventricular, pero indiscutiblemente, mientras mayor número de criterios existan la posibilidad de error será menor. As mismo, antes de abordar las alteraciones electrocardiográficas de las hipertrofias es aconsejable repasar lo concerniente al alto voltaje del complejo QRS y el eje eléctrico.

HIPERTROFIA VENTRICULAR IZQUIERDA

Alto voltaje del complejo QRS. La onda R de V6 tiene más de 25 mm, o presenta un índice de Sokolow (onda R de V6 mas la onda S de VI) con más de 35 mm; las ondas S de V2 con menos de 25 mm, y la onda R de aVL tiene más de 13 mm.

Desviación del eje eléctrico. El eje eléctrico esta desviado hacia la izquierda y produce patrones QRS predominantemente positivos en DI y negativos en DIII.

Trastornos en la onda de recuperación. (Onda T). Las ondas son aplanadas o invertidas en las derivaciones precordiales izquierdas V5 y V6 así como en Dl y aVL, discordantes con la orientación principal del complejo QRS.

Es bueno advertir desde ahora que el diagnóstico de certeza de las hipertrofias ventriculares, así como el de los bloqueos de rama, deben ser confirmados siempre en las derivaciones precordiales, ya que la posición anatómica del corazón es capaz de modificar a orientación de los vectores en las derivaciones de los miembros.

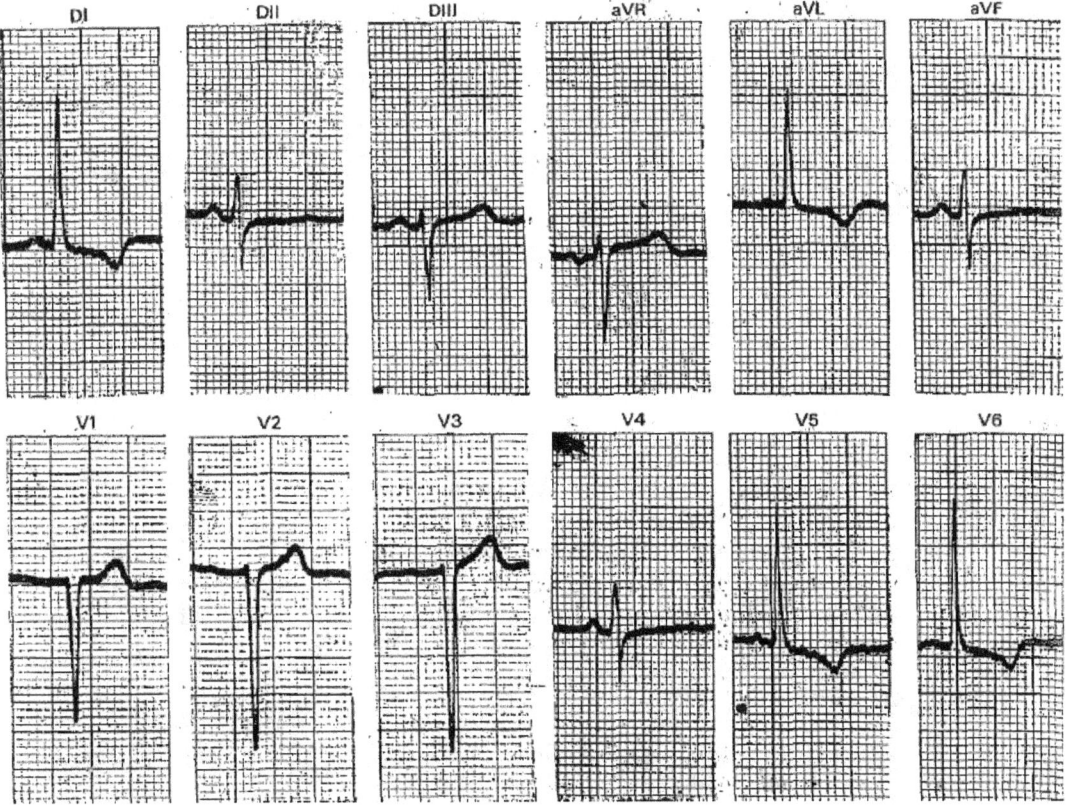

Fig. 4.1 Hipertrofias ventriculares izquierdas: a, con eje eléctrico desviado hacia la izquierda: b, con eje eléctrico en posición normal.

Así por ejemplo, cuando el corazón tiene una rotación alrededor de su eje longitudinal que determina que el ventrículo izquierdo se oriente hacia abajo, descansando sobre el diafragma, los vectores de activación del ventrículo izquierdo, en vez de dirigirse hacia la izquierda, se proyectan hacia abajo, y aparecen altos voltajes del complejo QRS en las derivaciones inferiores (DII, DIII aVF), en tanto que la derivación aVL, que está situada hacia arriba y a la izquierda, exhibe un patrón QRS con fuerte predominio negativo, como si se tratase de una hipertrofia del ventrículo derecho, cuando en realidad se trata de una hipertrofia ventricular izquierda en un corazón en posición eléctrica vertical. La única forma de no cometer un error, es la confirmación del diagnóstico en las derivaciones precordiales (fig. 4.2).

Dado lo anterior, es aconsejable tener presente que la hipertrofia ventricular izquierda no necesariamente tiene que desviar el eje hacia la izquierda, sino que puede producirse en presencia de un eje eléctrico normal o incluso en posición vertical, por lo cual puede ocasionalmente prestarse a confusión con la hipertrofia ventricular derecha en las derivaciones de los miembros.

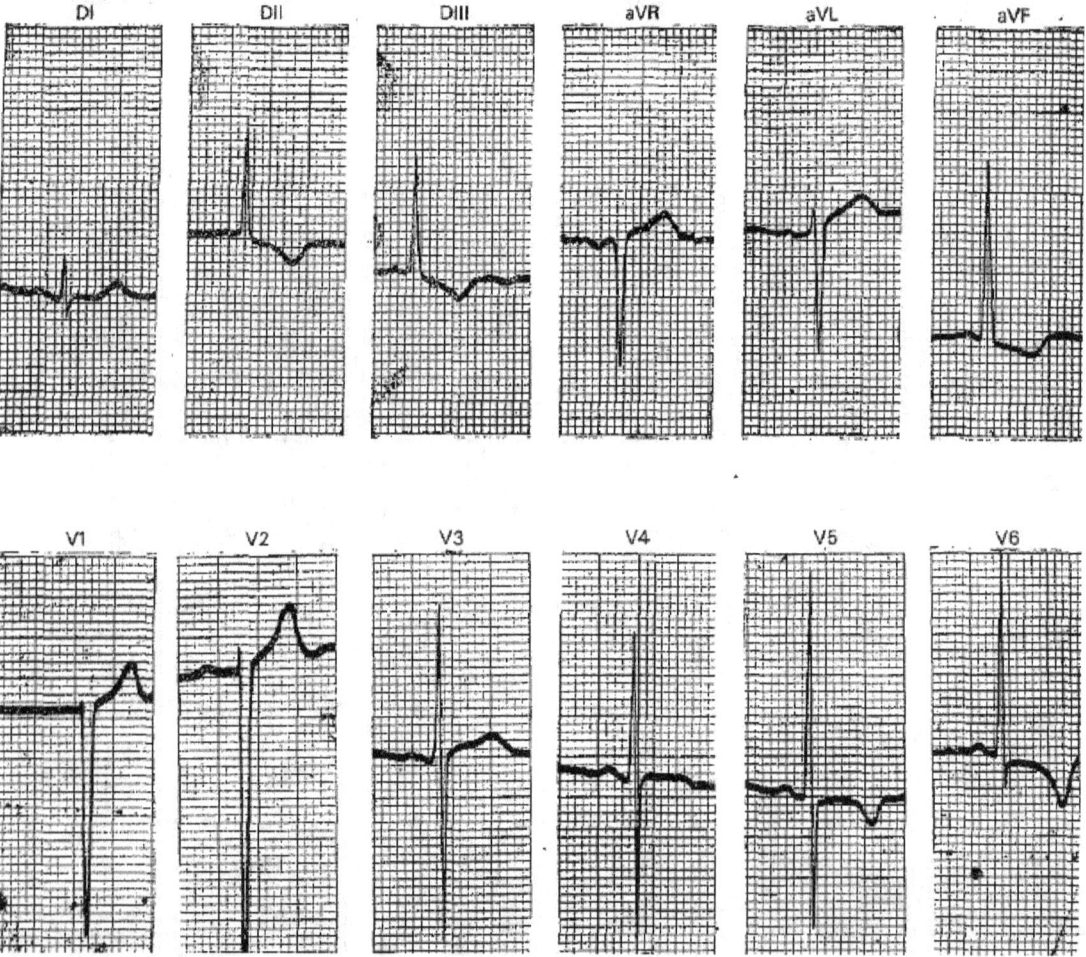

Fig. 4.2 Hipertrofia ventricular izquierda. Índice de Sokolow sumamente alterado con fuerte inversión de ondas T en V5 y V6. Eje eléctrico en posición normal; corazón en posición eléctrica vertical, el

ventrículo izquierdo proyecta sus potenciales hacia abajo (DII, DIII y aVF). Nótese que en este caso la derivación aVL es predominantemente negativa y simula una hipertrofia ventricular derecha que no existe.

HIPERTROFIA VENTRICULAR DERECHA

Alto voltaje del complejo QRS. La onda R de V1 mide más de 10 mm, y aunque no llegue a esta medida, predomina sobre la onda S; es decir, relación R/S mayor que 1. Si esta onda R tiene un trastorno de conducción en su rama ascendente (melladura o empastamiento) posee más valor aun. La onda S de aVL se presenta con una profundidad superior a 10 mm y hay predominio de la onda positiva en el complejo QRS de aVR.

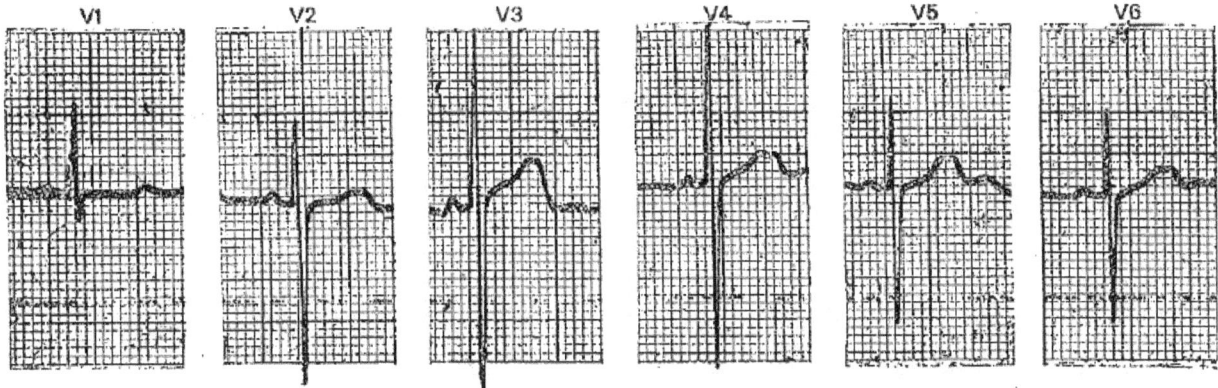

Fig. 4.3 Hipertrofia ventricular derecha. Desviación axial derecha, predominio de R en derivación aVR, fuerte negatividad en la derivación aVL onda R predominante en las derivaciones precordiales derechas, con trastornos de conducción inicia. Las ondas T son normales.

Desviación del eje eléctrico. El eje eléctrico esta desviado hacia la derecha, y produce complejos QRS predominantemente negativas en la derivación DI con fuerte predominio positivo en la derivación DIII. A diferencia de la hipertrofia ventricular izquierda, es raro encontrar una hipertrofia ventricular derecha que no tenga el eje desviado hacia la derecha, y las más severas lo llevan hacia arriba y a la derecha (posición indeterminada); no obstante, ocasionalmente, si coexisten con un bloqueo del fascículo anterior izquierdo, el eje puede estar severamente desviado hacia la izquierda ya que dicha patología, como se verá posteriormente, se caracteriza por producir una fuerte desviación axial izquierda. De cualquier forma, al igual que en la hipertrofia ventricular izquierda, el diagnóstico de certeza de la hipertrofia ventricular derecha deberá ser corroborado en las derivaciones precordiales.

Trastornos en la onda de recuperación (onda T). La hipertrofia ventricular derecha puede ocasionar la inversión de las ondas T en las derivaciones precordiales derechas. Una onda T invertida en la derivación V1 es normal, pero cuando va más allá. V2, V3, etc., en un adulto es patológica, y sobre todo, en presencia de un complejo QRS anormal. Las ondas T también se muestran invertidas en las derivaciones de los miembros discordando con la orientación principal del complejo QRS; es decir, se hacen negativas en aquellas derivaciones que tienen complejos QRS con fuerte predominio positivo y la a la inversa.

HIPERTROFIA VENTRICULAR COMBINADA

Se sospechara una hipertrofia ventricular combinada o biventricular en las siguientes situaciones:

1. Cuando existan en la derivación V1 criterios de alto voltaje para hacer el diagnóstico de hipertrofia ventricular derecha a la vez que en la derivación V6 existan criterios para el diagnóstico de hipertrofia ventricular izquierda.

2. Cuando haya patrones isodifásicos de alto voltaje (ondas R y S de más de 20 mm) en las derivaciones precordiales de V1 a V4 que se acompañen de patrones isodifásicos de alto voltaje (R y S de más de 10 mm) en dos o más de las derivaciones de los miembros.

Generalmente no existe desviación axial marcada y el trastorno en la onda de recuperación (onda T) puede o no estar presente.

Es bueno advertir que los criterios de alto voltaje del complejo QRS en el niño, así como la desviación axial, pueden variar de acuerdo con la edad (se debe revisar el capítulo 7).

Por último, se acepta que existen sobrecargas de volumen, que producen más bien dilatación y no un aumento en el grosor de la pared ventricular; estas sobrecargas de volumen o diastólicas, se traducen electrocardiográficamente para el ventrículo derecho en la existencia de patrones polifásicos o de doble R en las derivaciones precordiales derechas, con alto voltaje, y para el ventrículo izquierdo en la existencia en las derivaciones precordiales izquierdas de ondas q profundas de más de 3 mm con ondas T muy elevadas y simétricas en la derivación V6.

La fisiopatología de estas alteraciones aún no está bien aclarada.

TIPOS DE SOBRECARGA VENTRICULAR

Los conceptos de sobrecarga diastólica y sistólica fueron introducidos en electrocardiografía por el doctor Enrique Cabrera y colaboradores.

Los ventrículos en cada contracción expulsan una determinada cantidad de sangre, para lo cual deben vencer cierta resistencia. El tipo de sobrecarga está determinado tanto por la resistencia que deban vencer los ventrículos para expulsar la sangre, como por el volumen que deben expulsar en cada contracción.

Sobrecarga sistólica

Se produce cuando existe dificultad para expulsar la sangre debido a un aumento de la resistencia, que debe vencer el ventrículo (postcarga); como consecuencia de esto el ventrículo aumenta el grosor de sus paredes, por tanto, la sobrecarga sistólica se reconoce en el trazado por alteraciones que denotan el incremento del grosor de la masa muscular y el consiguiente déficits de oxígeno (isquemia relativa) puesto que el aporte coronario es el mismo independientemente del grado de hipertrofia muscular. Aparecen por consiguiente, patrones QRS con fuerte predominio positivo y ondas T aplanadas o invertidas sobre las derivaciones que exploran el ventrículo afectado: precordiales derechas (VI o V2) para el ventrículo derecho (fig. 4.4 a) y derivaciones precordiales izquierdas (V5 o V6) para el ventrículo izquierdo (fig. 4.4 b).

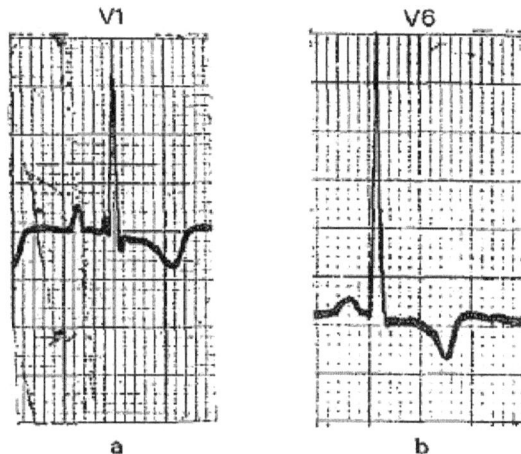

Fig. 4.4 Sobrecarga sistólica: a, ventricular derecha y b, ventricular izquierda

Sobrecarga diastólica

En este caso la sobrecarga se produce por la mayor afluencia de sangre a los ventrículos (precarga); a consecuencia de ello el ventrículo afectado se dilata más que hipertrofiarse. La fisiopatología de las alteraciones electrocardiográficas que aparecen en las sobrecargas diast6licas no ha sido universalmente aceptada; estas alteraciones consisten en la aparición de patrones QRS del tipo polifásico o en doble R sobre las derivaciones precordiales derechas (VI o V2) en las sobrecargas diastólicas del ventrículo derecho (fig. 4.5a) mientras que la sobrecarga diastólica del ventrículo izquierdo da lugar a la aparición en las derivaciones precordiales izquierdas (V5 o V6) de complejos QRS con ondas Q algo más profundas que lo habitual (más de 3 mm), conjuntamente con la presencia de ondas T muy elevadas y simétrica (fig. 4.5 b).

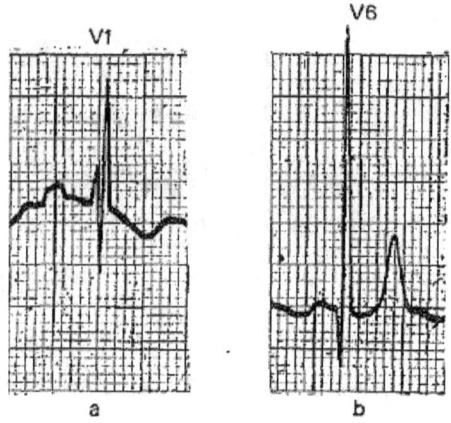

Fig. 4.5 Sobrecarga diastólica: a, ventricular derecha: b, ventricular izquierda

5   BLOQUEOS INTRA VENTRICULARES

En el capítulo 5 se explicó que el nódulo auriculoventricular continua hacia abajo con el haz de Hiss, el cual después de un corto trayecto se divide en dos ramas principales, derecha e izquierda, que se distribuyen por el ventrículo correspondiente.

La rama derecha del haz de Hiss, es larga, delgada y cilíndrica, y permanece indivisible hasta sus arborizaciones terminales a nivel del musculo papilar anterior del ventrículo derecho.

La rama izquierda del haz de Hiss, después de un corto trayecto, se divide en dos fascículos, uno anterior y otro posterior, los cuales se distribuyen en las porciones anterior y posterior del ventrículo izquierdo, a nivel de los músculos papilares. De estos dos fascículos, el anterior es el más largo y vulnerable, mientras que el posterior, es más corto, grueso y en general se bloquea con menos frecuencia.

BLOQUEOS DE RAMA. CARACTERES GENERALES

El término bloqueo de rama se emplea para designar una alteración funcional u orgánica, que retrasa o interrumpe la conducción de la onda de activación a nivel de una de las ramas del haz de Hiss.

Como ha sido visto en la activación normal de los ventrículos, la onda de activación penetra simultáneamente por ambas ramas del haz de Hiss, derecha e izquierda, y la porción ventricular correspondiente al tabique interventricular en su región media, es la primera en ser activada a través de la rama izquierda del haz de Hiss; ahora bien, una vez activado el tabique, el estímulo comienza a activar simultáneamente ambos ventrículos, y el vector 2 de la activación ventricular es, como ha sido visto, un vector resultante de la activación de ambos ventrículos.

Al estar obstruccionada o dificultada la conducción del estímulo eléctrico por una de las ramas, el estímulo se distribuye por la rama indemne, para activar, en primer lugar, el ventrículo que no tiene la rama bloqueada, y posteriormente la onda de activación se dirige desde el ventrículo que ha sido activado a aquel que tiene la rama bloqueada, para activarlo; esto hace que la activación ventricular, que normalmente se realiza en una forma simultánea, en caso de existir un bloqueo de rama, se realice en una forma asincrónica, es decir, se activa primero el ventrículo que tiene la rama indemne y en segundo lugar el ventrículo que tiene la rama bloqueada; esto trae como consecuencia, en primer lugar, una demora en el tiempo de activación ventricular, que aumenta ostensiblemente la anchura o duración del complejo

QRS.

En segundo lugar, debe valorarse el hecho de que el estímulo para activar el ventrículo que tiene la rama bloqueada , tiene que distribuirse o seguir una vía, que no es la idónea para la conducción, lo que trae como consecuencia que el complejo QRS además de ser ancho, presente lo que denominamos "trastornos de conducción", que se traducen en el trazado, por el hecho de que el complejo QRS pierde el trazo fino y nítido que le es característico, y presenta: engrosamientos o emplastamientos, melladuras e irregularidades de sus ondas.

En tercer lugar, los bloqueos de rama generalmente dan lugar a trastornos en la onda de recuperación (onda T), la cual se invierte; esta inversión se debe al hecho, de que al prolongarse el tiempo de activación ventricular, las células de la capa subendocárdica pueden recuperarse o iniciar el proceso de recuperación, el cual por tanto invierte su sentido avanzando de endocárdica o epicárdica, lo que determina, a su vez, la inversión del sentido del vector de recuperación.

Por último, es importante conocer que para establecer el diagnóstico de bloqueo de rama, es requisito imprescindible que el electrocardiograma tenga un ritmo sinusal y que el intervalo PR sea normal; esto indica que el estímulo nació normalmente en el nódulo sinusal, las aurículas fueron activadas normalmente, el estímulo a través del nódulo AV y el haz de Hiss (segmento PR), y que solamente de aquí en adelante, es decir, cuando el estímulo penetra por las ramas, es que comienza el trastorno de la conducción; con esto se descartan los falsos bloqueos de rama, como el síndrome de Wolff-Parkinson-White, en el cual no existe segmento PR, además de descartar las extrasístoles y a ritmos ventriculares, en los cuales el complejo QRS deformado no está precedido de la onda P.

Resumiendo, los criterios electrocardiográficos para el diagnóstico de bloqueo de rama son:

- La presencia de ritmo sinusal con enlace AV (PR) normal.

- Complejos QRS ensanchados (más de 0.10 s en el adulto y de 0.08 s en el niño).

- Complejos QRS con trastorno de conducción.

- Trastornos en la onda T de recuperación (ondas T invertidas)

A continuación se explican cuáles son las características del trazado, si el bloqueo es de rama derecha o de rama izquierda.

En el bloqueo de rama derecha, el estímulo penetra por la rama izquierda y produce el primer vector de activación del tabique (vector 1) (fig. 5.1 a); posteriormente es activada la región de la punta del corazón y la pared ventricular izquierda, lo que da lugar a la aparición de un segundo vector resultante de estas activaciones, que tiene una inclinación bastante semejante al vector resultante 2 de la activación normal (fig. 5.1 b); es decir, que el comienzo del complejo QRS tiene pocas modificaciones en el bloqueo de rama derecha; seguidamente sin embargo, se produce un tercer vector tardío dirigido de izquierda a derecha, ocasionado por la onda de activación que pasa del ventrículo izquierdo al ventrículo derecho, vector que es muy demorado en su avance, pues se encamina por una vía que no es la idónea para la conducción (fig. 5.1c). Este tercer vector provoca la aparición de una onda S ancha y con trastornos de conducción en las derivaciones que exploran el corazón desde el lado izquierdo (V5, V6 y DI); mientras que las derivaciones derechas (DI y aVR), se produce una segunda onda R ancha y con trastornos de conducción, que ocasiona el clásico patrón en doble R (fig. 5. 1).

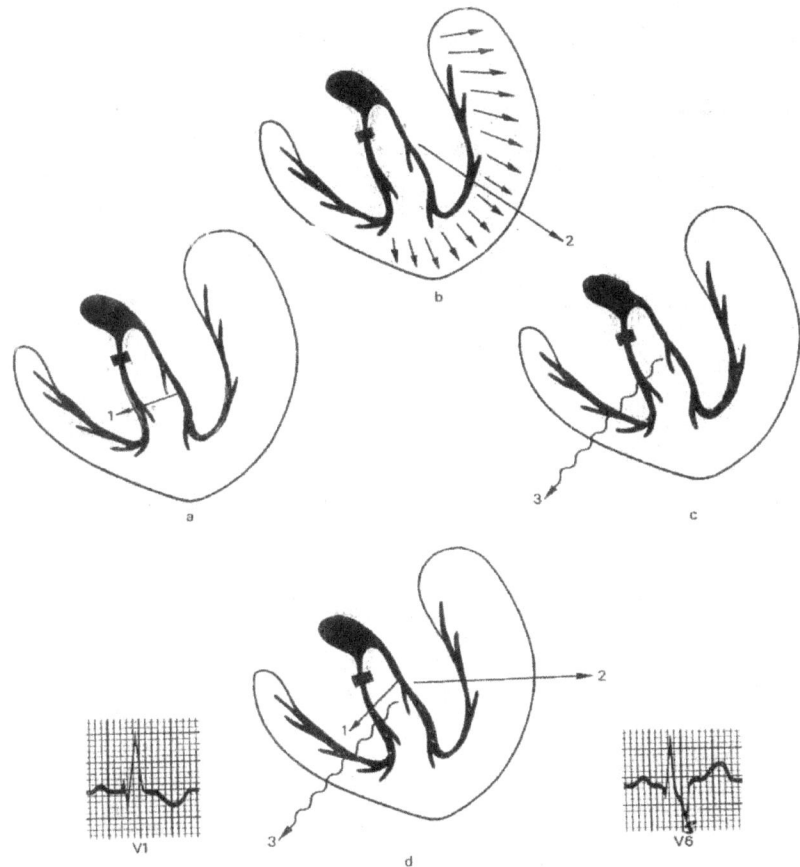

Fig. 5.1 Bloqueo de rama derecha

Generalmente, el bloque de rama derecha se reconoce fácilmente en las derivaciones precordiales derechas, por producir el patrón en RR, la primera por la activación del tabique y la segunda más ancha y con trastornos de conducción como consecuencia de la activación anormal del ventrículo derecho. A medida que el bloqueo se hace completo, la primera onda R tiende a desaparecer (fig. 5.2)

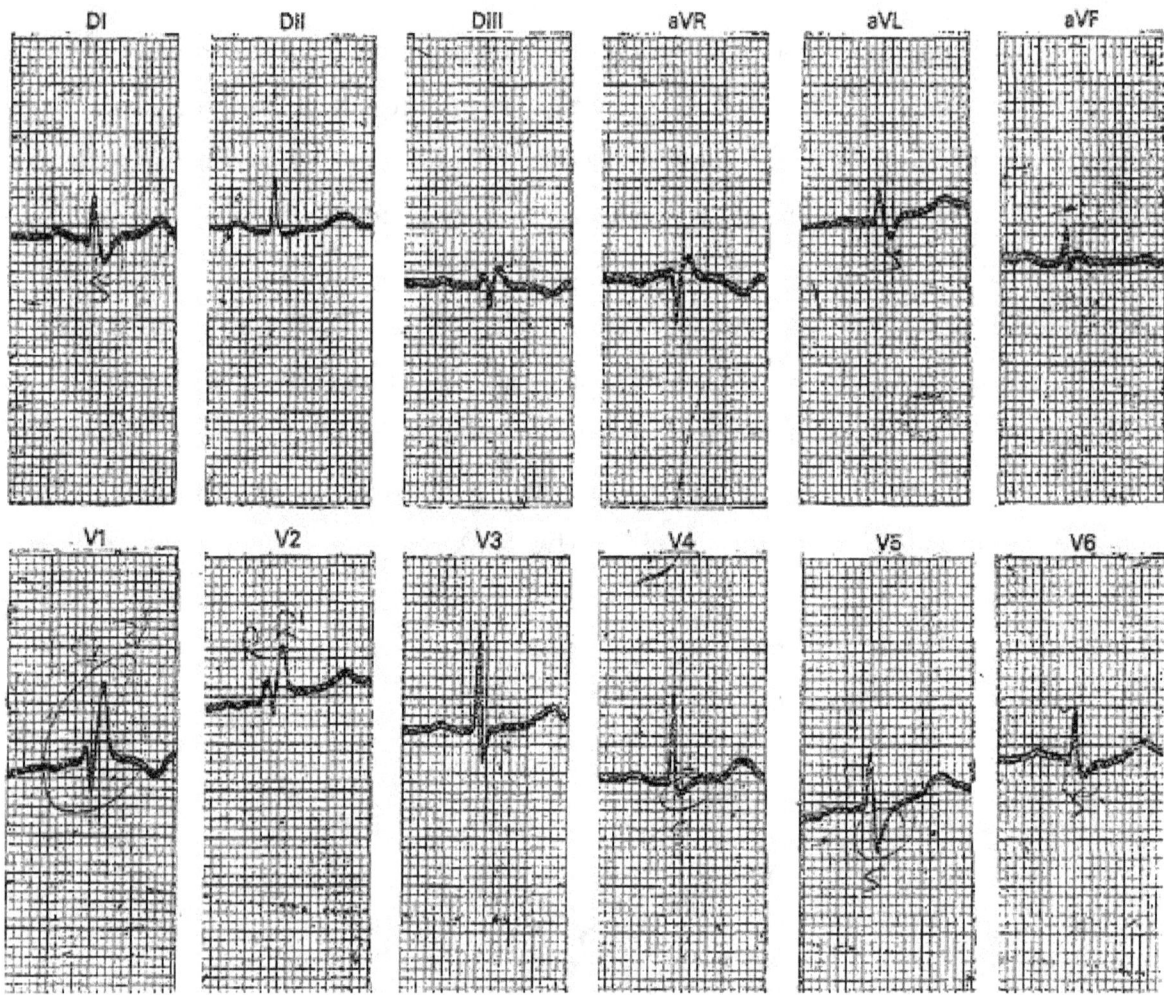

Fig. 5.2 Bloqueo de rama derecha. Obsérvese el patrón de doble R en las derivaciones precordiales derechas, y la onda S ancha y con trastorno de la conducción en las derivaciones izquierdas DI, aV1, V5 y V6.

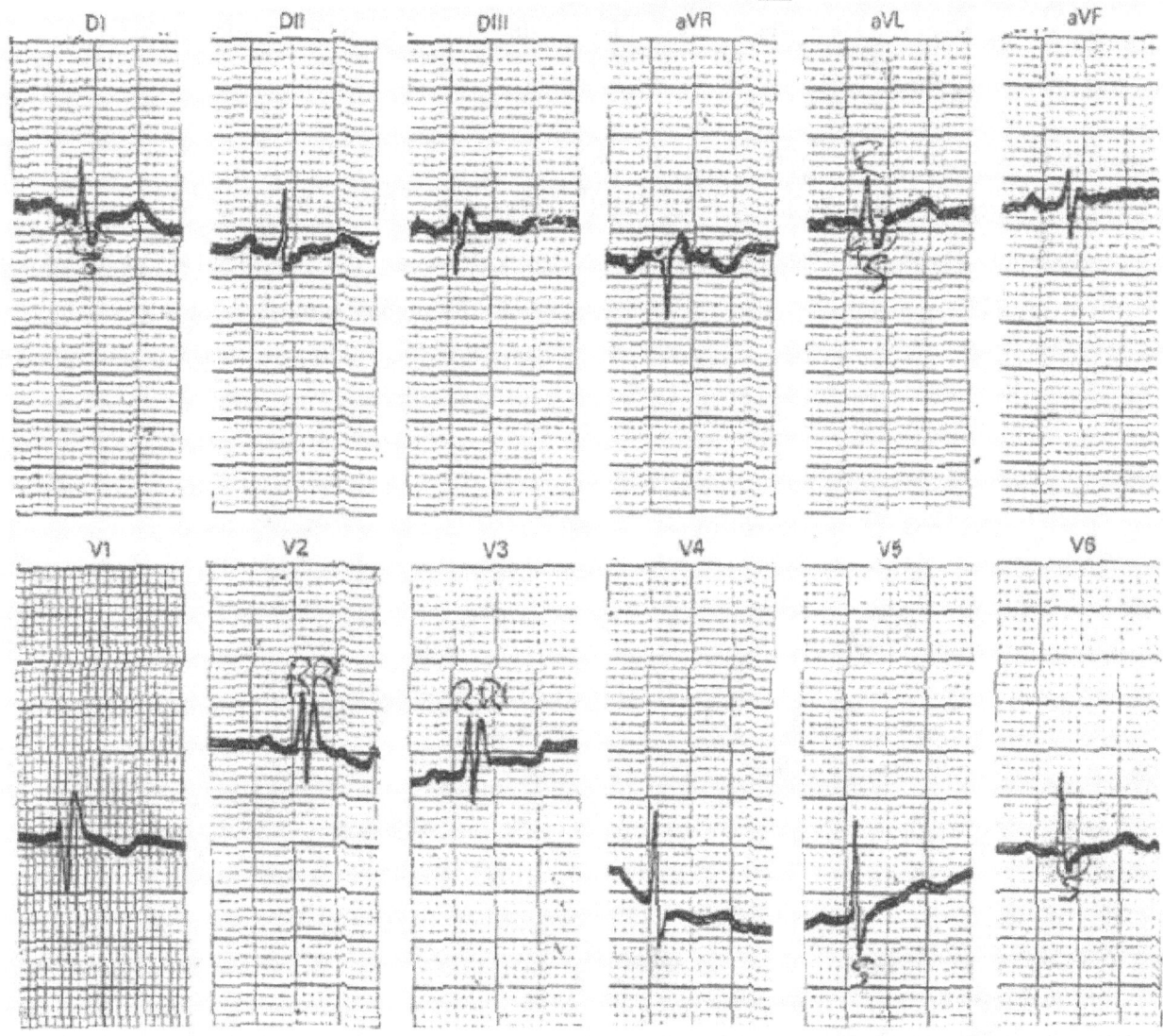

Fig. 5.3 Bloqueo de rama derecha. Obsérvese el intervalo QRS ensanchado con patrón de doble R en las derivaciones precordiales derechas así como con empastamiento de la rama ascendente de la onda S en las derivaciones izquierdas DI, aVL, V5 y V6.

Bloqueo de rama izquierda

En el bloqueo de rama izquierda, la alteración en la activación ventricular es mucho más marcada que en el bloqueo de rama derecha; el tabique interventricular no se activa en primera instancia, ya que como es sabido su activación ocurre a través de la rama izquierda del haz de Hiss; esto trae como consecuencia, la ausencia de ondas Q en las derivaciones izquierdas DI, aVL V5 y V6.

En este bloqueo lo primero en activarse es el ventrículo derecho, lo cual produce el vector de activación 1 dirigido de izquierda a derecha (fig. 5.4 a), a su vez, este vector hace que aparezca una pequeña onda R en una derivación que este registrando los potenciales desde el lado derecho, como por ejemplo, V1, pero no produce ningún efecto en las derivaciones izquierdas, que están muy alejadas del vector, el cual es más bien de pequeña magnitud.

Seguidamente, la onda de activación viaja desde las paredes del ventrículo derecho, y activa el tabique y el ventrículo izquierdo, por una vía que no es la adecuada para la conducción (fig. 5.4 b); por tanto, se produce un vector muy irregular de gran magnitud y dirigido de derecha a izquierda, que se refleja en una onda R única en las derivación DI, aVL, V5 y V6, esta onda R es ancha y muestra trastornos evidentes de conducción (empastamientos e irregularidades). Dicho vector se caracteriza en las derivaciones derechas (V1 y V2), por una onda S profunda, ancha y con trastornos de conducción (fig. 5.4c)

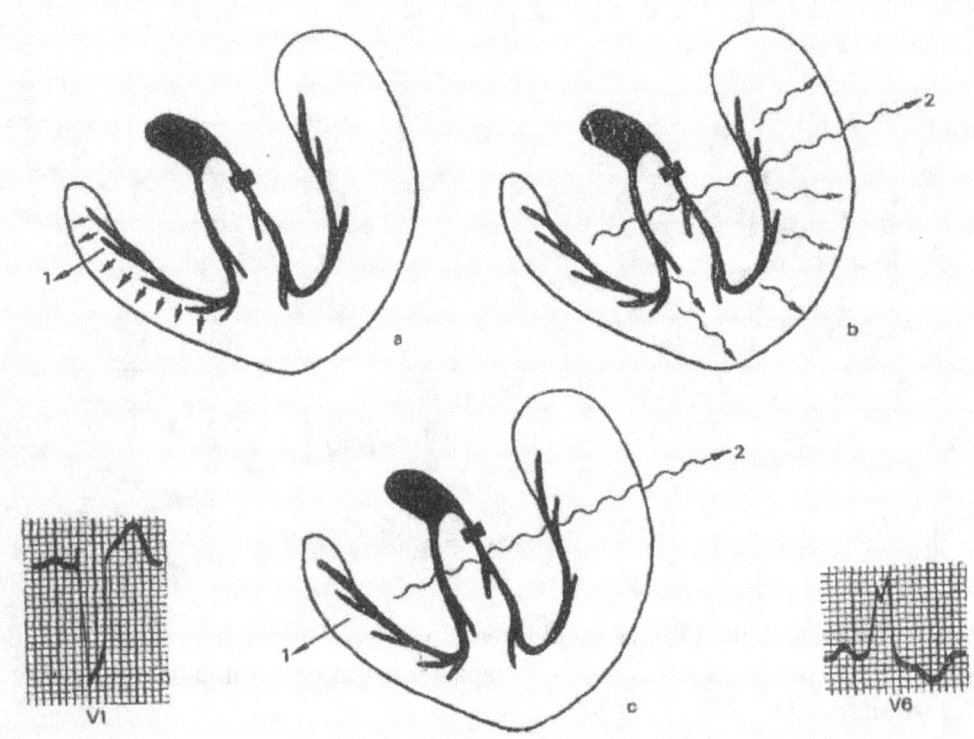

Fig. 5.4 Bloqueo de rama izquierda

Por su interés, se presenta en la figura 5.5 un bloqueo de rama izquierda con todas las alteraciones características, mientras que en la figura 5.6 falta la inversión de la onda de recuperación u onda T (bloqueo de rama izquierda atípico).

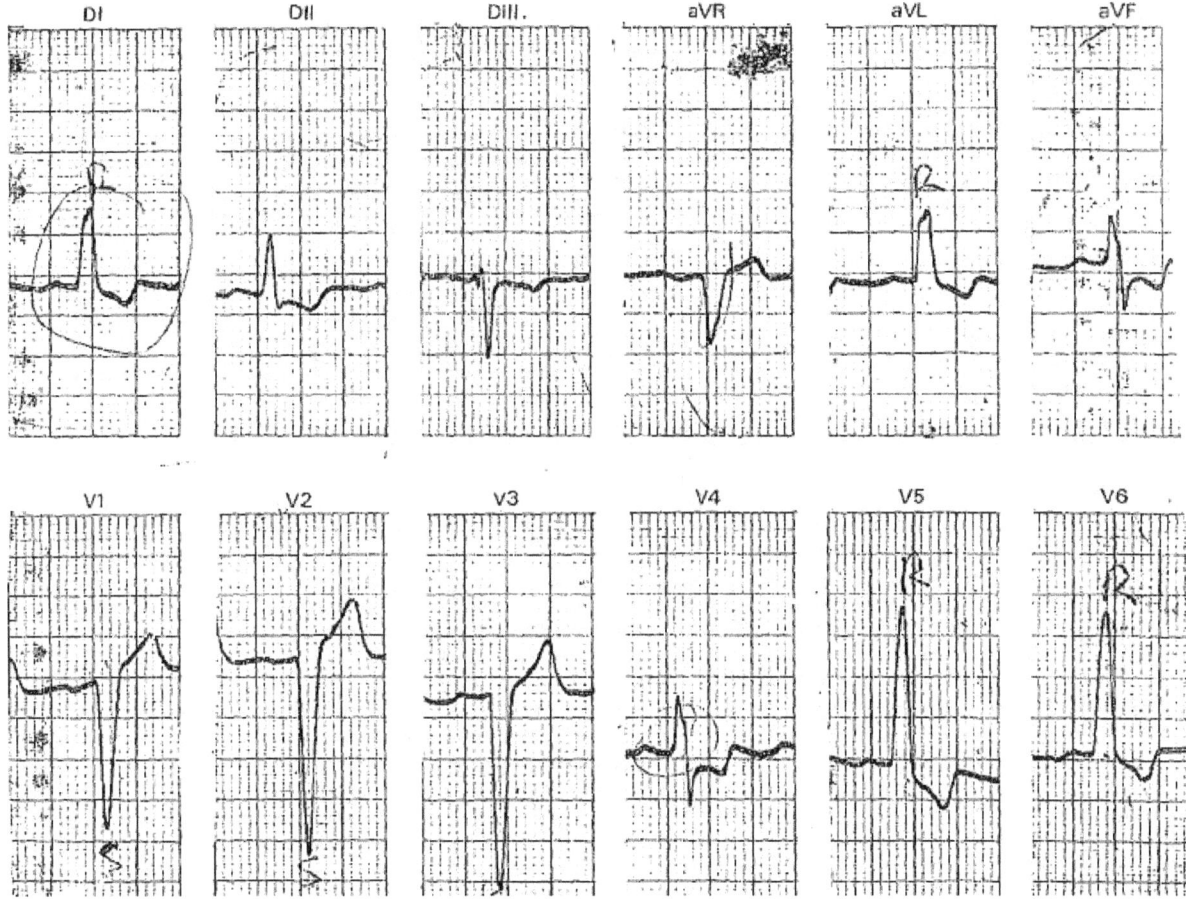

Fig. 5.5 Bloqueo de rama izquierda. Obsérvese el ensanchamiento del complejo QRS y las ondas R únicas con trastornos de conducción en las derivaciones izquierdas DI, aVL. V5 y V6, así como ondas T invertidas.

Es bueno repetir aquí, que el diagnostico o certeza de los bloqueos de rama al igual que el de las hipertrofias debe hacerse en las derivaciones precordiales para evitar errores, por las modificaciones que los cambios de posición del corazón pueden darle al trazado en las derivaciones de los miembros; a este respecto recuérdese que DI y aVL son derivaciones orientadas hacia la izquierda y normalmente deben explorar la pared del ventrículo izquierdo, exceptuando aquellos casos en que el corazón en virtud de su rotación alrededor del eje longitudinal, proyecta el ventrículo izquierdo hacia abajo haciéndolo descansar sobre el diafragma, en tales casos los patrones del ventrículo izquierdo se trasmiten hasta la derivaciones inferiores (DII, DIII y aVF)

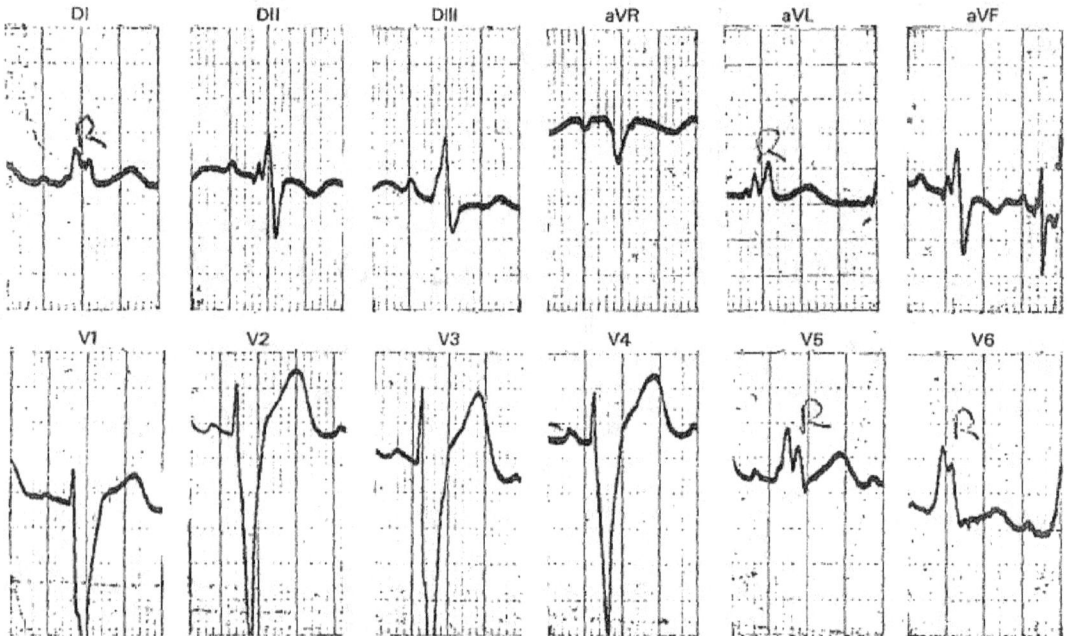

Fig. 5.6 Bloqueo de rama izquierda. Obsérvese aumento marcado en la duración de QRS, ondas R anchas con evidentes trastornos en las derivaciones izquierdas. Nótese que no existe inversión de las ondas T en dichas derivaciones.

Bloqueos fasciculares

El fundamento de los bloqueos fasciculares reside en la concepción de que el estímulo que desciende por la rama izquierda del haz de Hiss para activar el ventrículo izquierdo, sigue las dos divisiones de este haz, la anterior y la posterior, activando casi simultánea ente las paredes correspondientes del ventrículo izquierdo, lo cual demuestra que al bloquearse una de las subdivisiones, se produce un retardo de 0.02 s o algo más en toda el área de la pared del ventrículo izquierdo por donde el fascículo se distribuye.

Bloqueo fascicular anterior izquierdo

Si el fascículo anterior está bloqueado, el estímulo se conduce por la subdivisión posterior, que apunta hacia el diafragma, y activa primeramente las porciones posteroinferiores del ventrículo izquierdo y después, la cara anterosuperior; es lógico que las fuerzas finales de activación del complejo QRS se alejen de la cara diafragmática y apunten hacia arriba, desviando el eje eléctrico del complejo QRS marcadamente hacia la izquierda.

La activación lenta y tardía de las regiones anterosuperiores del ventrículo izquierdo, da lugar a un retardo en la activación en la derivación que estudia la parte alta del ventrículo izquierdo (aVL), no así en V6, que estudia la parte baja de ese ventrículo.

Desde el punto de vista electrocardiográfico, este tipo de bloqueo fascicular está caracterizado por:

1. En las derivaciones estándar hay fuerte desviación axial izquierda, con complejos QRS con predominio positivo en DI y predominantemente negativos en DII y DIII.

2. Retardo en el tiempo de inscripción en la derivación aVL, la cual muestra una onda R algo ensanchada y con ligero empastamiento, mientras que la onda R de la derivación V6 es estrecha y no presenta trastornos de conducción; esto se debe al asincronismo en la activación entre las porciones altas (aVL) y bajas (V6) del ventrículo izquierdo. La duración total del complejo QRS (anchura) no está alterada (fig. 5.7).

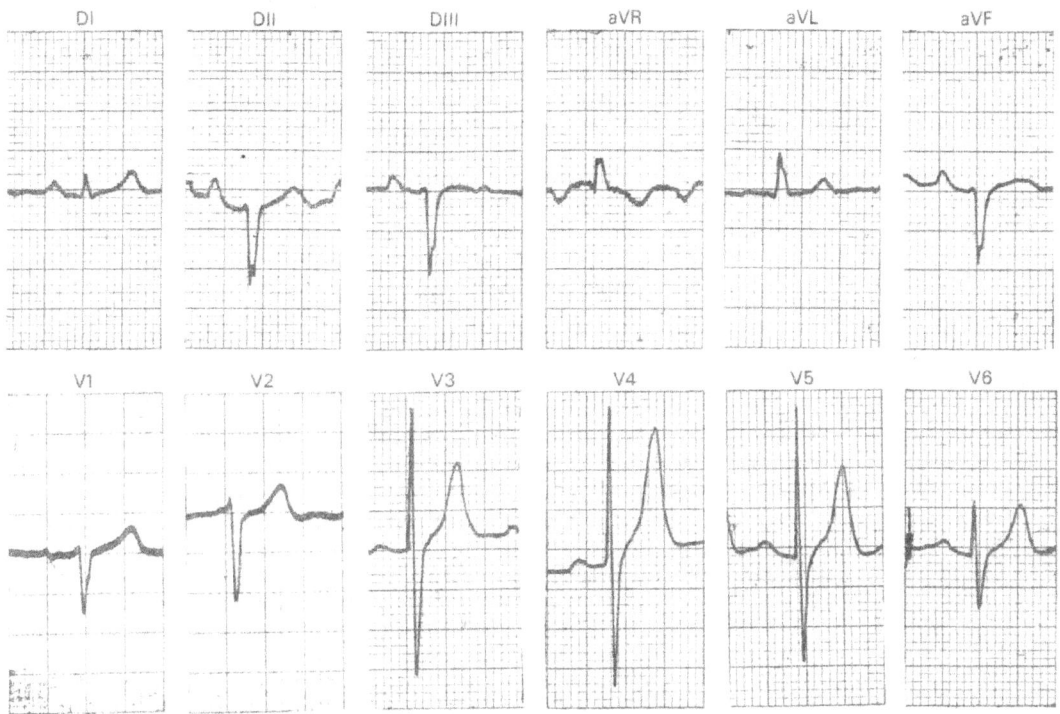

Fig. 5.7 Bloqueo fascicular anterior izquierdo. Nótese la fuerte desviación axial izquierda. La onda R de aVL de mayor duración que la de V6. A pesar de la fuerte desviación axial izquierda no existen criterios de alto voltaje, ni alteraciones de la onda T para hacer el diagnóstico de hipertrofia ventricular izquierda.

Bloqueo fascicular anterior izquierdo con bloqueo de rama derecha

Esta asociación no es infrecuente. Desde el punto de vista electrocardiográfico, el bloqueo bifascicular se caracteriza porque el trazado mantiene los criterios diagnósticos ya enunciados en el bloqueo fascicular anterior izquierdo, y el bloqueo de rama derecha concomitante se diagnostica en las derivaciones precordiales derechas, donde aparece un patrón polifásico o en doble R, o una onda R ancha con evidente trastorno de conducción terminal. En las derivaciones izquierdas DI y V6, aparece también la onda S ancha y con trastornos de conducción características del bloqueo de rama derecha (fig. 5.8).

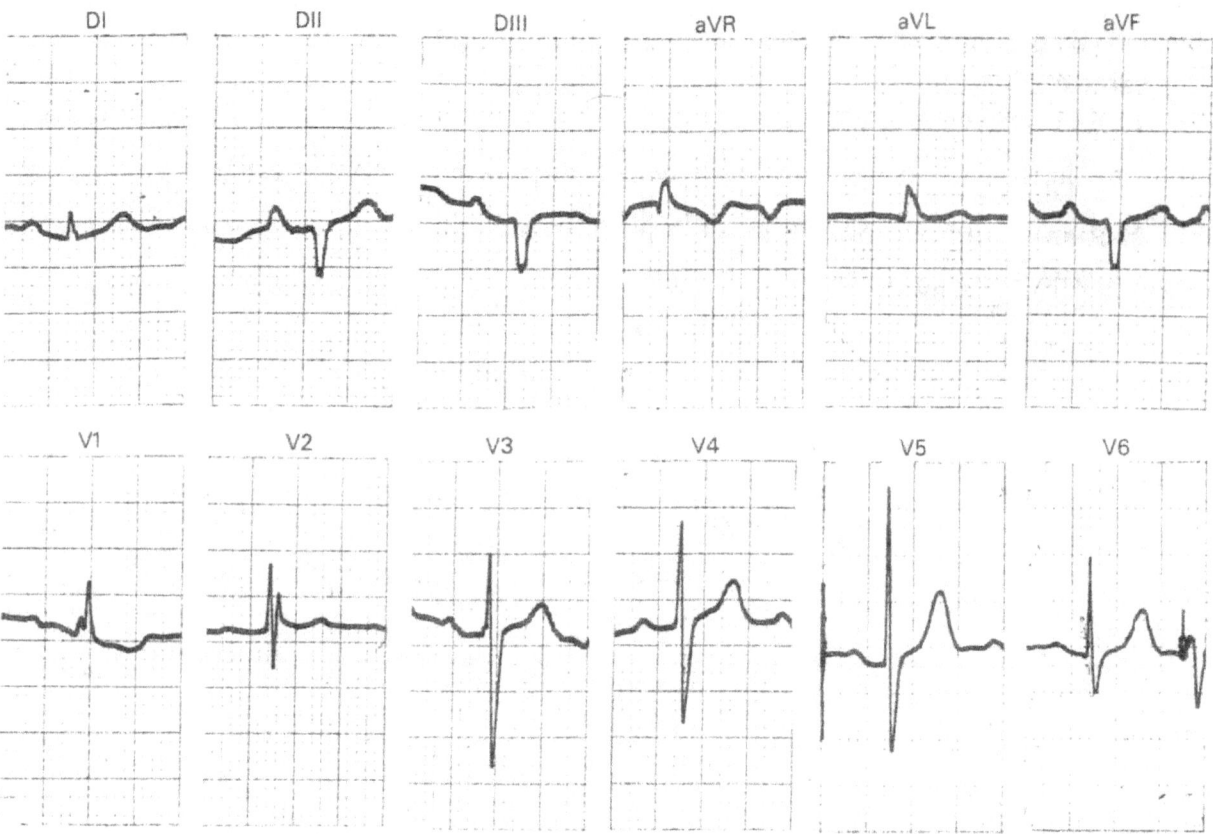

Fig. 5.8 Bloqueo fascicular anterior izquierdo con bloqueo de rama derecha. La fuerte desviación del eje a la izquierda, así como la diferente anchura en la onda R de aVL y V6 identifican el bloqueo del fascículo anterior izquierdo. La onda R ancha y con trastornos de conducción en las derivaciones precordiales derechas así como las ondas S anchas y con empastamientos en las derivaciones izquierdas V5 y V6 identifican el bloqueo de rama derecha.

Bloqueo fascicular posterior izquierdo

El bloqueo aislado del fascículo posterior izquierdo, no es frecuente, por ser este fascículo el área menos vulnerable de la conducción intraventricular. En estos casos, el estímulo se conduce por la subdivisión anterior y aparecen como fuerzas más precoces de la activación ventricular izquierda, aquellas orientadas hacia arriba y adelante; la porción posteroinferior del ventrículo izquierdo es activada tardíamente. De este modo se explica que el eje eléctrico tienda a las posiciones verticales, así como al retardo en la activación, observado en las derivaciones DII, DIII, aVF y, acasionalmente en V6.

Desde el punto de vista electrocardiográfico, este bloqueo se caracteriza por:

1. En las derivaciones estimar hay desviación axial derecha, con ondas S predominantes en la derivación

DI y patrones predominantemente positivos del tipo QR en las derivaciones DII y DIII; las ondas R de estas derivaciones, suelen mostrar alteraciones en la conducción.

2. El tiempo que activación en las derivaciones aVF y V6, que estudian también las porciones posteroinferiores del ventrículo izquierdo, esta algo retardado; sin embargo, la duración total o anchura del complejo QRS se mantiene inalterada

6 INSUFICIENCIA CORONARIA

Se denomina insuficiencia coronaria a la alteración que se produce cuando el aporte sanguíneo al miocardio a través de las arterias coronarias no es el adecuado. El grado de este déficit puede variar desde las formas crónicas hasta las más agudas.

CARDIOPATÍA ISQUÉMICA

Cuando ocurre una interrupción del aporte sanguíneo al miocardio por una obstrucción del flujo coronario, el déficit de irrigación miocárdica se traduce en una serie de alteraciones electrocardiográficas, fundamentalmente a nivel del segmento ST y la onda T.

La severidad de las alteraciones miocárdicas, así como los cambios electrocardiográficos están condicionados por el mayor o menor grado de déficit; así, por ejemplo, si lo que ocurre es solo una disminución del riego sanguíneo por una obstrucción parcial del vaso o vasos afectados, se presenta un proceso denominado isquemia. Pero si la oclusión del vaso es total, esta fase de isquemia establecida bruscamente determina con rapidez un grado de deterioro de las células miocárdicas mucho más severo, llamado lesión, y finalmente la mayor parte de las células lesionadas se necrosan.

Clasificación

Desde el punto de vida práctico la cardiopatía isquémica se puede clasificar en dos grupos:

1. Cuando solo existe una disminución del riego sanguíneo "isquemia", angorpectoris o angina de pecho, la cual desde el punto de vista electrocardiográfico se manifiesta generalmente (no siempre) por los llamados signos de isquemia miocárdica, y cuyo cuadro clínico puede ser muy variable, sobre todo, en lo que a las manifestaciones dolorosas se refiere.

2. Cuando el aporte sanguíneo cesa del todo en determinada zona del miocardio, aparece el infarto del miocardio, en el cual, acompañando a la isquemia severa, aparecen estadios más graves de deterioro como es la lesión y finalmente la necrosis.

Signos electrocardiográficos

Los estadios de la cardiopatía isquémica descritos anteriormente se traducen en el electrocardiograma como se muestra en la figura 6.1 y se describen a continuación:

1. La isquemia se reconoce por la inversión de la onda T

2. En la lesión se produce un desnivel del segmento ST.

3. La necrosis se traduce en la presencia de ondas Q de características anormales, llamadas ondas Q patológicas (infarto).

Fisiopatología

A continuación se explica, a grandes rasgos, la fisiopatología de los cambios electrocardiográficos descritos.

La isquemia da lugar a la inversión de la onda T porque cuando está presente en la superficie externa del miocardio, la alteración que produce en éstas células de la capa más superficial, hace que el vector de recuperación (onda T) se inicie en las células de las capas más profundas y se invierta por tanto su sentido, propagándose de dentro hacia fuera.

En la lesión se presenta desnivel del segmento ST (superior a 1 mm), porque al provocar una despolarización parcial en la zona lesionada, aparece una corriente eléctrica anormal, llamada corriente de lesión, que es la responsable del desnivel de dicho segmento.

En la necrosis la presencia de la onda Q patológica se debe a que el tejido necrosado esta eléctricamente muerto, por tanto es inactivable y no aporta vector alguno at balance de fuerzas eléctricas durante la activación ventricular; predominan, entonces, los vectores que están en la zona opuesta a la necrosis, que como se alejan del electrodo que está explorando la zona de necrosis, traen como resultado que se inscriba una gran onda negativa inicial en el complejo QRS.

Comoquiera que las ondas Q generalmente están presentes en los electrocardiogramas normales, es necesario puntualizar los criterios diagn6sticos para identificar una onda Q patológica (Q); en efecto, la onda Q normal, como sabemos, es producida por la activación del tabique interventricular y es una onda negativa inicial pequeña, que raramente pasa de 2 a 3 mm de profundidad, además es estrecha y solo aparece en las derivaciones que exploran el ventrículo izquierdo V4, VS, V6, DI y aVL (si el corazón está en posición vertical, puede aparecer en DII, DIII y aVF, pero siempre con las características ya señaladas).

Criterios diagnósticos de onda Q patológica

1. Profundidad. Es mucho más profunda que una Q normal, sobre todo, cuando se compara con la onda R que la acompaña. Una onda Q que sea superior a 25% de la onda R, es patológica.

2. Duración. La onda Q patológica es más ancha que lo habitual, generalmente superior a 0.03 s de duración.

3. Puede mostrar trastornos de conducción (melladuras, empastamientos).

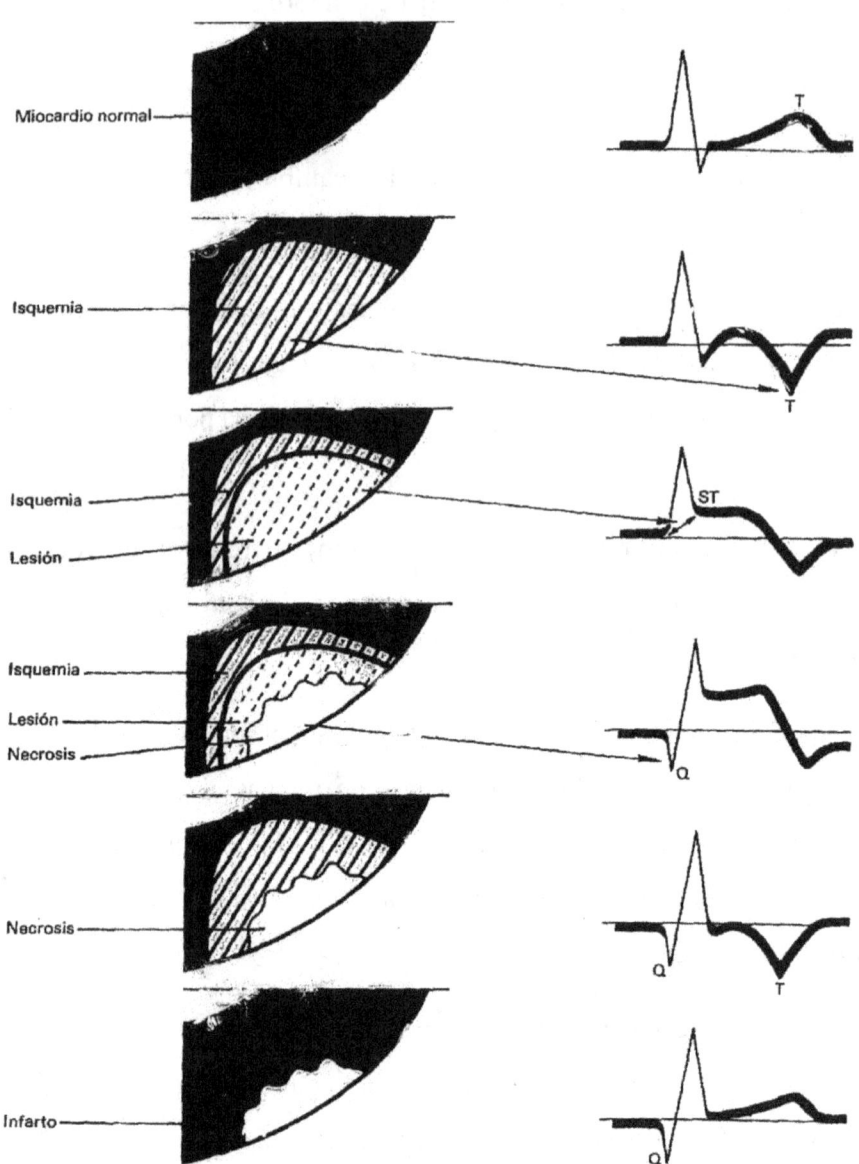

Fig. 6.1 Estados evolutivos del infarto.

Es conveniente conocer que existen situaciones que pueden dar lugar a la aparición de grandes ondas Q en algunas de las derivaciones del electrocardiograma, sin que se trate de un infarto; así por ejemplo:

En cases de bloqueo de rama izquierda o de hipertrofia ventricular izquierda, pueden aparecer grandes ondas QS en las derivaciones precordiales derechas, incluso hasta V4, que no se deben a necrosis, pero se descartan fácilmente, ya que en estos casos las grandes ondas QS están acompañadas por ondas T positivas.

De igual forma, en la derivación DIII puede aparecer ocasionalmente una onda Q muy profunda por motivo de la posición del corazón. Se le restara valor si no aparece conjuntamente esta onda Q grande en las derivaciones DII y aVF, o si esta onda Q se modifica cuando se toma la derivación DIII pidiéndole al paciente que haga una inspiración profunda para hacer variar la posición del corazón.

INFARTO DEL MIOCARDIO

Diagnóstico positivo

El diagnóstico positivo se realiza al identificar en el electrocardiograma los signos de infarto; estos son:

- Onda Q patológica (necrosis)

- Desnivel positivo del segmento ST (lesión)

- Onda T invertida (isquemia) (fig. 6. 1).

Las alteraciones mencionadas que constituyen los llamados signos de infarto ocurren cuando la zona infartada se abre a la superficie externa del corazón (la mayoría de las veces), pero ocasionalmente la zona infartada puede abrirse hacia la cara interna del ventrículo (hacia el endocardio) en cuyo caso en el trazado solo aparece como alteración un fuerte desnivel negativo del segmento ST con una onda T muy positiva (fig. 6.2 a). Raramente también la zona infartada no se abre hacia la superficie externa ni interna, sino que permanece en el espesor del musculo (infarto intramural) y en este caso la única alteración es la presencia de una onda T fuertemente invertida y simétrica (fig. 6.2 b). En el diagnóstico de estos infartos son de gran valor las manifestaciones clínicas del paciente, así como la determinación de las enzimas.

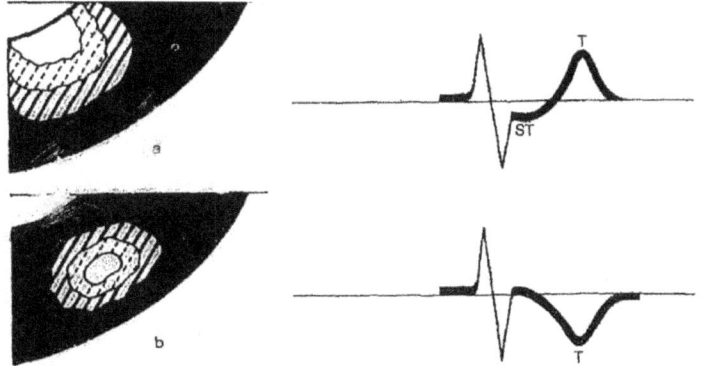

Fig. 6.2 Infarto: a. subendocárdico: b. intramural. Ambos con las alteraciones electrocardiográficas correspondientes.

Diagnóstico evolutivo

En los casos de supervivencia del paciente, el infarto pasa por tres estadios evolutivos:

1. Estadío agudo, se caracteriza por un franco predominio de la lesión, es decir, el desnivel marcado del segmento ST (fig. 6.3 a); generalmente, este estadio dura pocos días, como máximo dos semanas, si persiste más allá se sospecha una complicación (aneurisma de la pared ventricular); lógicamente, mientras más rápido retorne el desnivel de ST a la línea isoeléctrica, más favorable será el pronóstico, aunque este también estará determinado por la presencia o no de trastornos del ritmo cardíaco durante esta fase aguda (extrasístoles, bloqueos, etcétera).

2. Estadío subagudo, se reconoce por el regreso del segmento ST a la línea isoeléctrica, con persistencia de una onda T fuertemente invertida (fig. 6.3 b); la duración de este estadio es variable, puede extenderse hasta seis meses.

3. Estadío crónico, se identifica cuando solo persiste la onda Q patológica, ocasionada por la necrosis, y la onda T no está fuertemente invertida sino aplanada, o es solo ligeramente negativa (fig. 6.3 c).

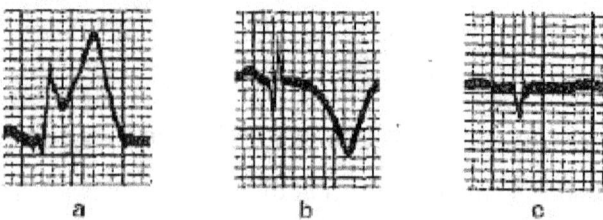

Fig. 6.3 Estadíos evolutivos del infarto.

Diagnóstico topográfico o de localización

El diagnóstico topográfico o de localización consiste en determinar la zona del corazón donde se asientan las alteraciones producidas por la insuficiencia coronaria, así como su extensión; esto muchas veces es aproximado, toda vez que la posición del corazón puede hacer variar la relación de las paredes cardíacas con los electrodos de las distintas derivaciones.

De manera general, se puede admitir que las alteraciones se producen fundamentalmente en la cara anterior del corazón, en la cara posterior o hacia la pared lateral del ventrículo izquierdo.

La cara anterior del corazón se explora por las derivaciones precordiales de V1 a V4; la cara lateral del ventrículo izquierdo, por las derivaciones V5, V6, DI y aVL, y la cara posterior, por las derivaciones DII, DIII y aVF (fig. 6.4).

De acuerdo con lo anterior, topográficamente las cardiopatías isquémicas y los infartos se pueden clasificar de la forma siguiente:

1. Anteroseptales, toman la cara anterior del corazón en su porción pretabical, los signos aparecen entre las derivaciones VI y V4 (fig. 6.5).

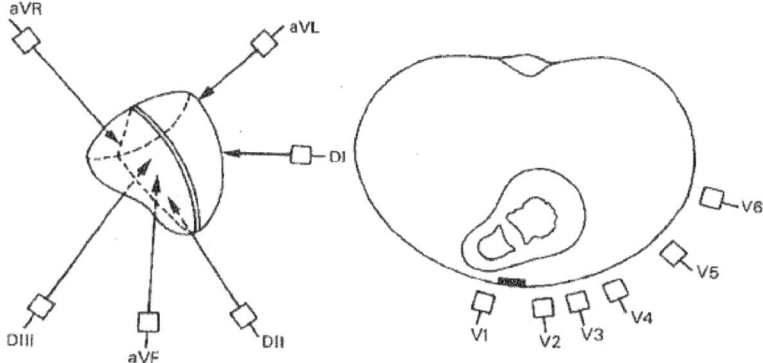

Fig. 6.4 Superficie cardíaca estudiada por las distintas derivaciones.

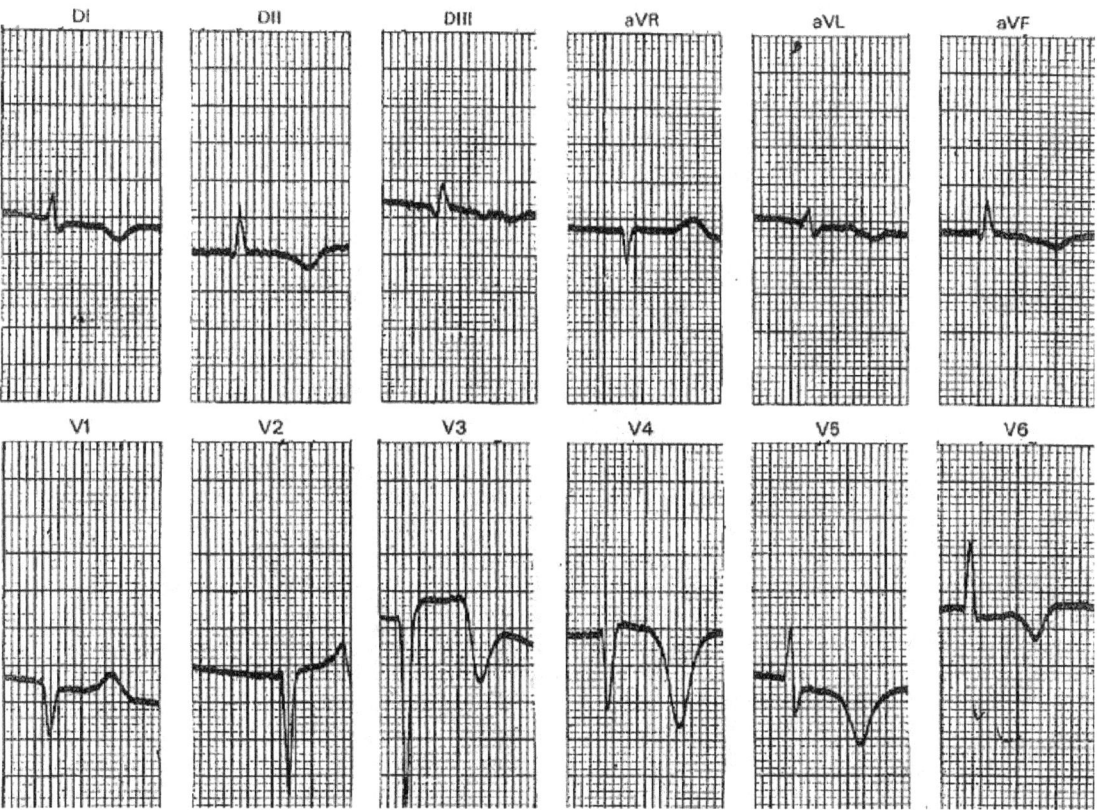

Fig. 6.5 Infarto anteroseptal, estadio subagudo, ondas QS en V3 y V4. La isquemia se extiende también por la pared anterolateral del ventrículo izquierdo. Signos de isquemia de cara posterior (ondas T invertidas en DII, DIII y aVF).

2. Anterolaterales, abarcan la cara anterolateral del ventrículo izquierdo, los signos se identifican en las derivaciones V5, V6, DI y aVL.

3. Anteriores extensos, son una combinación de los dos descritos con anterioridad; los signos aparecen entre las derivaciones V1 y V6, así como en DI y aVL.

4. Posteroinferiores o diafragmáticos, los signos se presentan en las derivaciones DI, DIII y aVF (figs.: 6.6 y 6.7).

5. Posterolaterales, los signos se aprecian en las derivaciones DII, DIII, a VF yV6.

6. Laterales altos, se identifican los signos solo en las derivaciones DI y aVL.

7. Subendocardicas, el infarto se abre hacia la superficie interna del corazón y solamente da signos indirectos (desnivel negativo del segmento ST con onda T marcadamente positiva) en algunas de las derivaciones precordiales.

8. Intramurales, la patología (infarto) se asienta en el interior de la masa muscular y se recogen ondas T fuertemente invertidas y simétricas en algunas de las derivaciones precordiales.

Por último, las alteraciones pueden ser difusas, es decir, extenderse tanto en la cara posterior como en la anterior o la lateral izquierda (fig. 6.8).

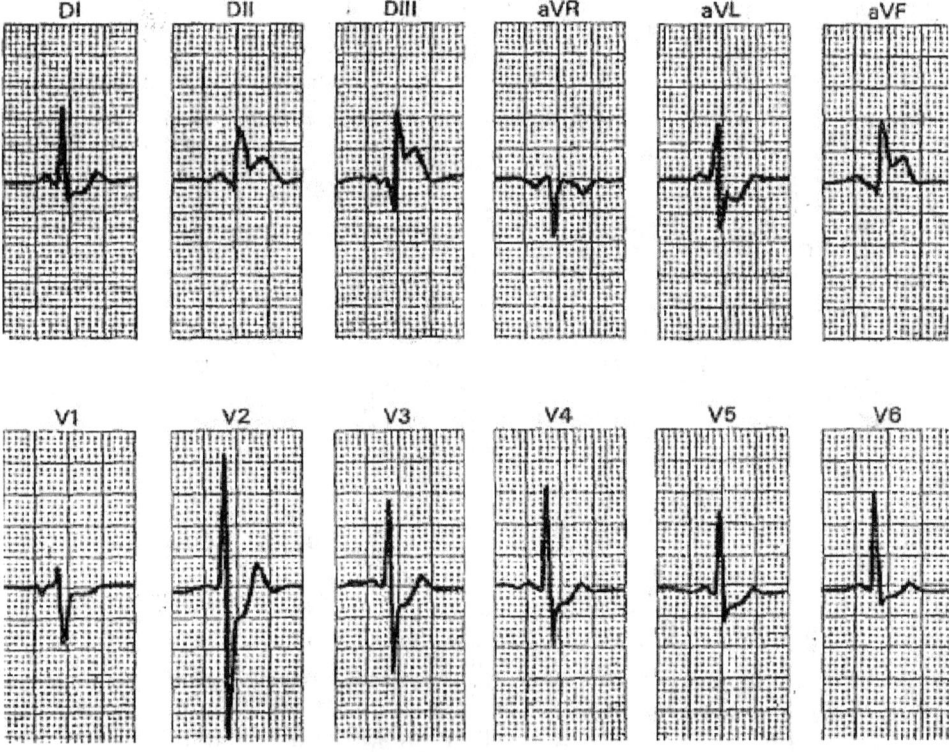

Fig. 6.6 Infarto de cara posterior o diafragmático en estadio agudo, gran desnivel positivo del segmento ST en DII, DIII y aVF.

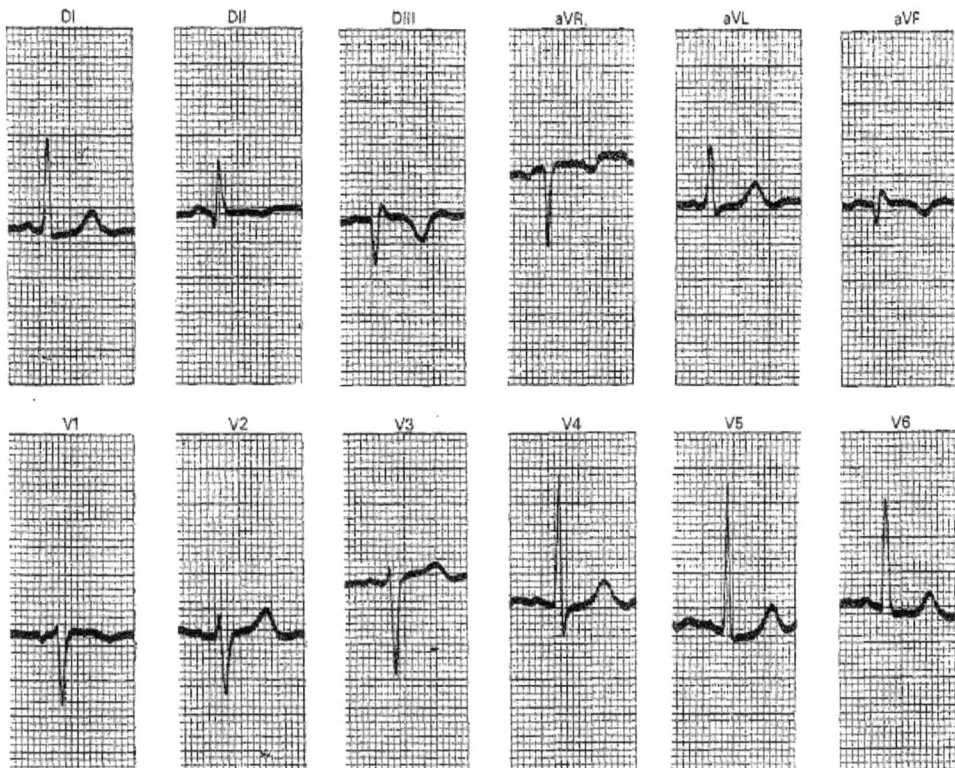

Fig. 6.7 Infarto de cara posterior en estadio subagudo o no reciente. Ondas Q patológicas en DII, DIII y aVF con ondas T invertidas. No existe desnivel en el segmento ST.

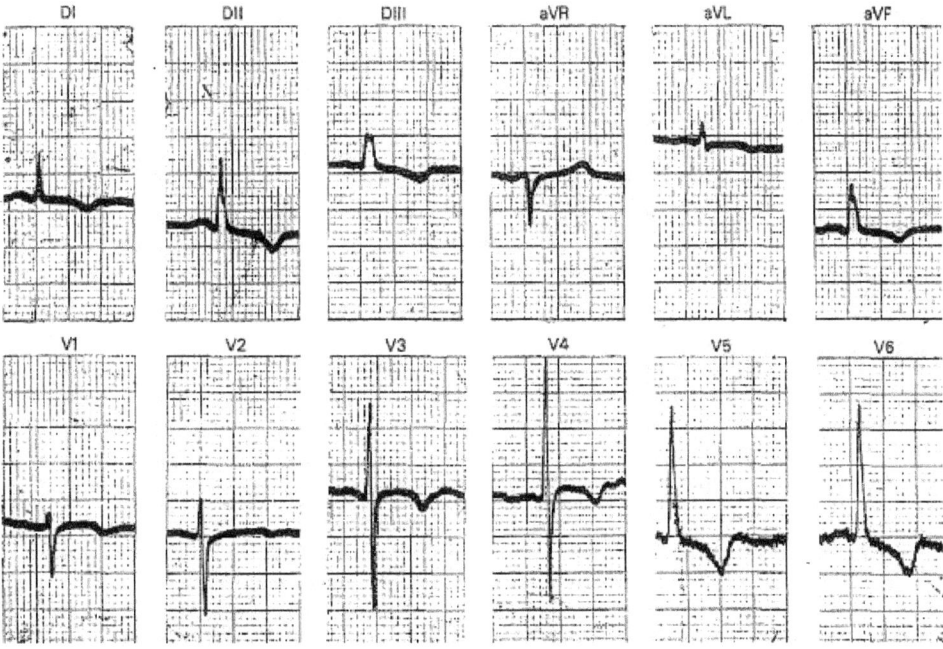

Fig. 6.8 Signos de isquemia miocárdica difusa. Inversión de ondas T de V1 a V6, DI y aVL. Existen también ondas T invertidas en la cara posterior DII, DIII y aVF.

7 ELECTROCARDIOGRAMA EN EL NIÑO

El electrocardiograma en el niño muestra algunas diferencias con relación al del adulto; esto se debe a la presencia de un predominio fisiológico del ventrículo derecho, sobre todo en los lactantes y los niños menores de 2 años.

El predominio fisiológico del ventrículo derecho afecta fundamentalmente la orientación del eje eléctrico y los patrones de la serie precordial.

ORIENTACIÓN DEL EJE ELÉCTRICO

En la mayoría de los niños, el eje eléctrico tiende a ocupar posiciones verticales. De manera general y de acuerdo con la edad, puede resumirse que el eje eléctrico en el niño se sitúa de la forma siguiente:

- Niños de 0 a 1 mes de nacidos, entre +30 y +150° (fig. 7.1 a).

- Niños de 1 mes a 2 años, entre +30 y +120° (fig. 7.1 b).

- Niños mayores de 2 años, entre 0 y +90° (fig. 7 .I c).

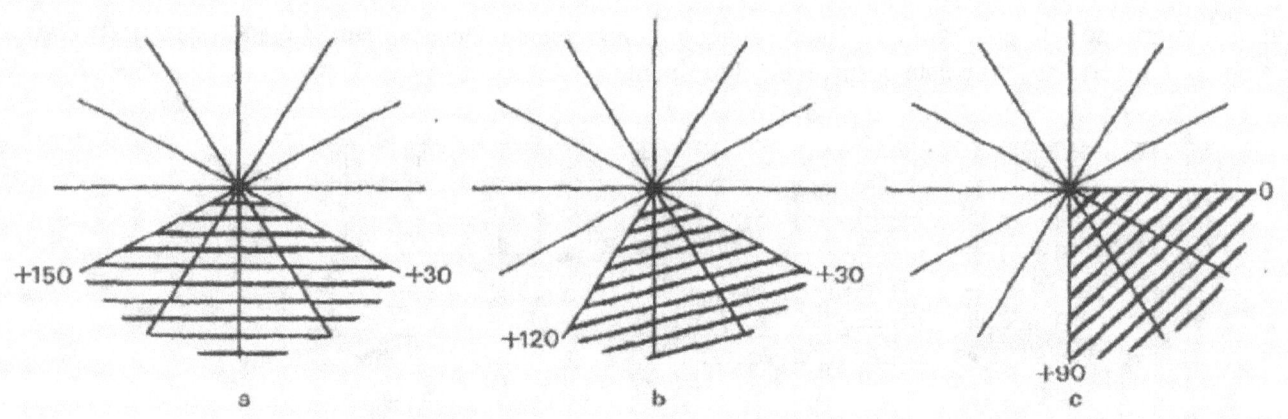

7.1 Eje eléctrico normal en el niño en diferentes edades.

Ocasionalmente, a cualquier edad, pueden apreciarse ejes situados muy a la izquierda por bloqueo del fascículo anterior izquierdo del haz de Hiss.

Es bueno recordar que los ejes desviados hacia la derecha exhiben patrones QRS con predominio negativo en DI y positivos en DIII; ahora bien, cuando en esta situación el patrón de la derivación DII es igual a cero, el eje está muy a la derecha, + 150°; esto puede ser normal solo en un niño menor de 1 mes de nacido, pero si el patrón de DII tiene también un predominio negativo, ello significa que el eje está más allá de +150°, lo cual es patológico, incluso a esta edad.

Cuando el niño tiene más de 1 mes de nacido, el eje puede estar desviado a la derecha, pero no tanto; es decir, exhibe patrones predominantemente negativos en DI y positivos en DIII, pero el patrón de la derivación DII debe ser predominantemente positivo. Para saber si el eje está a 120° o más allá, hay que valerse de la derivación aVR:

- Si es en un eje desviado a la derecha la derivación aVR muestra un patrón QRS isodifásico, el eje está a 120°.

- Si este patrón es predominantemente positivo, indica que el eje está más allá de+ 120°, lo cual es patológico en los niños mayores de 1 mes de nacidos.

Patrones normales de la serie precordial

En los niños, el predominio fisiológico del ventrículo derecho imprime su huella en los patrones de la serie precordial:

- La onda R en V1 es mayor que la onda S en los menores de 2 años.

- Mientras más pequeño sea el niño, mayor será esta preponderancia.

En términos generales, puede decirse que en el recién nacido menor de un mes se invierte la progresión normal R/S del adulto, de manera tal que existe una onda R predominante en las derivaciones derechas V1, V2 y V4r* y una onda S predominante en las derivaciones precordiales izquierdas V5 y V6 (fig. 7.2 a).

Entre un mes y 2 años de edad, suele haber una inversión parcial, con ondas R dominantes en las derivaciones precordiales derechas y también en las izquierdas (fig. 7.2b).

Después de los 2 años de edad, se establece paulatinamente el patrón de progresión regular en el adulto, con incremento gradual de la magnitud de la onda R a medida que se desplaza el electrodo de la derecha a la izquierda en la zona precordial (fig. 7.2 c)

Ocasionalmente, puede haber algunos niños algo mayores de 2 años en los cuales predomine aun la onda R sobre la S en la derivación Vl.

---

*V4r. derivación tomada en el quinto espacio intercostal derecho a nivel de la línea media clavicular, que debe realizarse en los niños por la posibilidad de una dextrocardia.

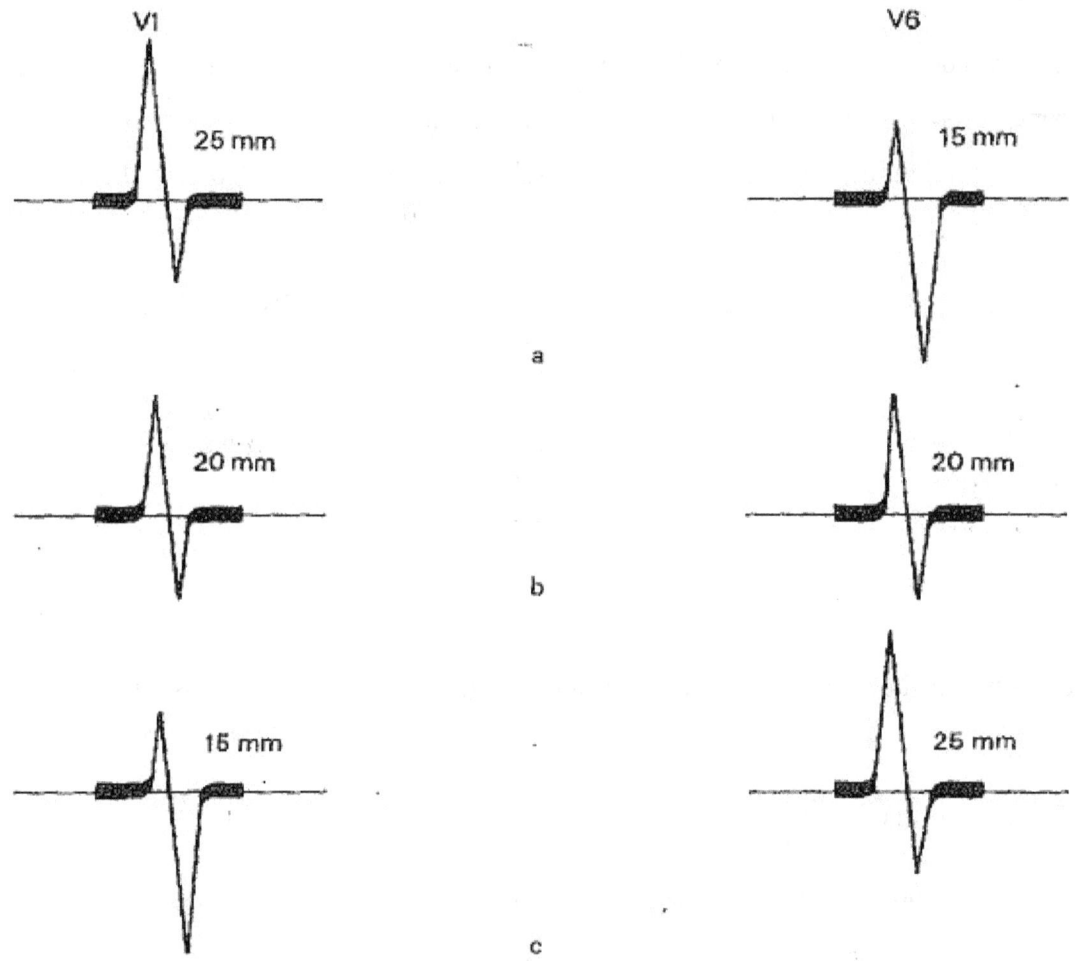

Fig. 7.2 Patrones normales en las derivaciones precordiales V1 *y* V6 en niños de diferentes edades.

Onda P

No existen diferencias significativas en lo expuesto con relación a la onda P del electrocardiograma de un adulto.

Intervalo PR

El valor normal del intervalo PR en el niño varía con la edad y la frecuencia cardíaca; la medida normal de este intervalo se acorta a medida que la frecuencia cardíaca aumenta, pero en términos generales puede decirse que un intervalo PR superior a 0.16 s en el niño, esta prolongado. En los niños menores de 1 año, el intervalo PR generalmente no pasa de 0.12 s.

Las alteraciones del intervalo PR alargado, acortado o de duración variable, son iguales a las descritas en el adulto.

Complejo QRS

En cuanto a la orientación o eje eléctrico del complejo QRS, ya se ha dicho que en el niño menor, debido al predominio fisiológico del ventrículo derecho, el eje puede estar algo más a la derecha que lo habitual; y se analizaron los valores normales de estas desviaciones de acuerdo con la edad.

En lo referente al voltaje del complejo QRS, también se explicó cuáles son los voltajes normales en la serie precordial de acuerdo con las distintas edades, no obstante, es oportuno destacar que con motivo de tener el niños las paredes torácicas más delgadas que el adulto, exhibe, por lo general, más alto voltaje en la serie precordial que el adulto; así por ejemplo, el índice de Sokolow, que en el adulto se considera normal hasta 35 mm, en el niño mayor de 2 años lo es hasta 45 mm; en el menor de 2 años, como existe un predominio fisiológico del ventrículo derecho, vuelve a ser válida la cifra de 35 mm.

En cuanto la duración o anchura del complejo QRS se refiere, en el niño generalmente está por debajo de 0.08 s y tiende a disminuir a medida que es más pequeño.

Al igual que en el adulto, las cifras mínimas no interesan. La anchura del complejo QRS esta prolongada en los bloqueos de rama, en el síndrome de Wolff-Parkinson -White y, ocasionalmente, en las hipertrofias ventriculares.

Segmento ST

Tanto en el niño como en el adulto, el desplazamiento positivo o negativo del segmento ST es de gran interés. En niños vagotónicos puede ocurrir un desnivel positive que se acompañadas de ondas T fuertemente positivas; en las pericarditis agudas, se le suman ondas T aplanadas;   o anomalías de origen de las arterias coronarias, se presentan, además, ondas T invertidas.

El desnivel negativo del segmento ST puede observarse en los casos de intoxicación digitálica (ST en cubeta) o en patologías que producen hipoxia miocárdica.

Onda T

Otra de las diferencias del electrocardiograma en el niño con respecto .al del adulto es !a Correspondiente a las ondas T, que en el niño normalmente son negativas en las derivaciones precordiales derechas V4r, V1, V2 y V3 (y en ocasiones hasta V4) en casi todos los niños, y se pueden mantener así hasta mediados de la segunda década de la vida (patrón juvenil); sin embargo, en las primeras 24 a 48 horas de la vida, la onda T generalmente es positiva las derivaciones precordiales derechas y puede estar invertida en las izquierdas.

Existe un grupo de anomalías en el niño que pueden provocar la inversión de la onda T en aquellas derivaciones; donde obligatoriamente esta onda debe ser positiva (V5, V6, DI y DII) como son:

- La fibroelastosis endocárdica.

- Las miocarditis agudas del lactante.

- La glucogénesis.

- El origen anómalo de la coronaria izquierda.

Las ondas T pueden ser de alto voltaje y simétricas en las hiperpotasemias, los sujetos vagotónicos, las sobrecargas diastólicas del ventrículo izquierdo, así como en la fase recuperativa de las miocarditis reumáticas.

Alteraciones electrocardiográficas de las cardiopatías más comunes

NO CIANÓTICA CON FLUJO PULMONAR AUMENTADO.

C.I.A.
Produce un electro caracterizado en más de 90% de los casos por un patrón de bloqueo incompleto de rama derecha, con polifasismo en precordiales derecha; el eje parece poco desviado en el primer cuadrante, pudiendo existir bloqueo AV. De primer grado.

C.I.V. grande
Aparecen signos de carga diastólica del ventrículo izquierdo, o signos de hipertrofia ventricular combinada.

P.C.A grande
Determina signos de sobrecarga diastólica del V.I. (ventrículo izquierdo) y más comúnmente signos de hipertrofia combinada.

Estenosis Aórtica severa
Hay signos de recarga ventricular izquierda severa (hundimiento del segmento S.T. con ondas T aplanadas o invertidas en derivaciones izquierdas): concomitantemente pueden existir signos de sobrecarga derecha por la hipertensión pulmonar.

Coartación aórtica severa.
Habitualmente existen signos de H.V.C. (hipertrofia ventricular combinada) a predominio izquierdo o derecho.

Complementará a la radiología, permitiendo precisar aún más el diagnóstico diferencial.

Las cardiopatías de este grupo, cursan sin cardiomegalia

Tetralogía de Fallot:

El trazado muestra ondas P de morfología pulmonar y signos de hipertrofia ventricular derecha, el eje es raro que vaya más allá de+150; los voltajes en las precordiales derecha V y V 4.r pueden estar muy alterados, pero cosa muy característica, la derivación V2 muestra un S profunda y sobre todo la onda T. es fuertemente positiva en esa derivación.

Tronco común con F. P. disminuido:

El electrocardiograma presentara signos de hipertrofia ventricular derecha más o menos manifiesta, aunque no es de valor para establecer el diagnóstico diferencial entre estas dos entidades haciéndose indispensable recurrir a otras investigaciones especializadas.

La atresia y estenosis tricuspídea con F.P. disminuido:

El electrocardiograma es de gran valor ya que es la única cardiopatía del grupo que cursa con un electro que muestra signos de hipertrofia ventricular izquierda, y una desviación axial izquierda, Las ondas P. son anchas y elevadas, mostrando una melladura en su cúspide, no obstante, las alteraciones de P. pueden no ser muy marcadas hasta después de los 3 o 4 meses de edad.

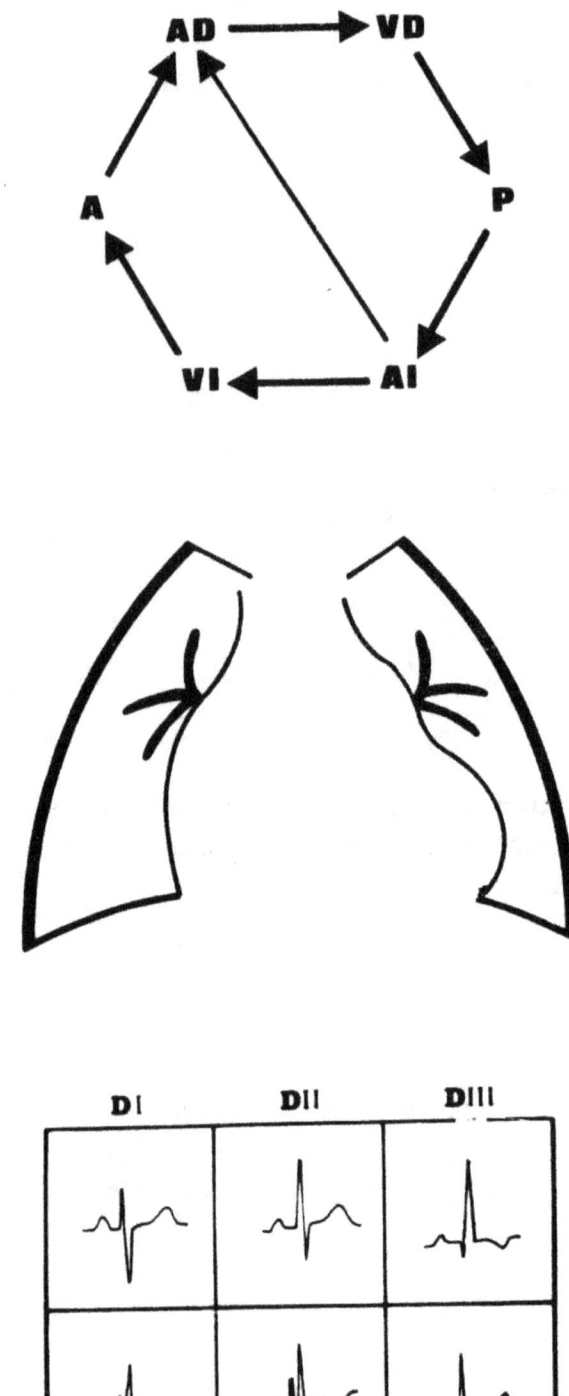

Fig. 7.3 C.I.A. grande

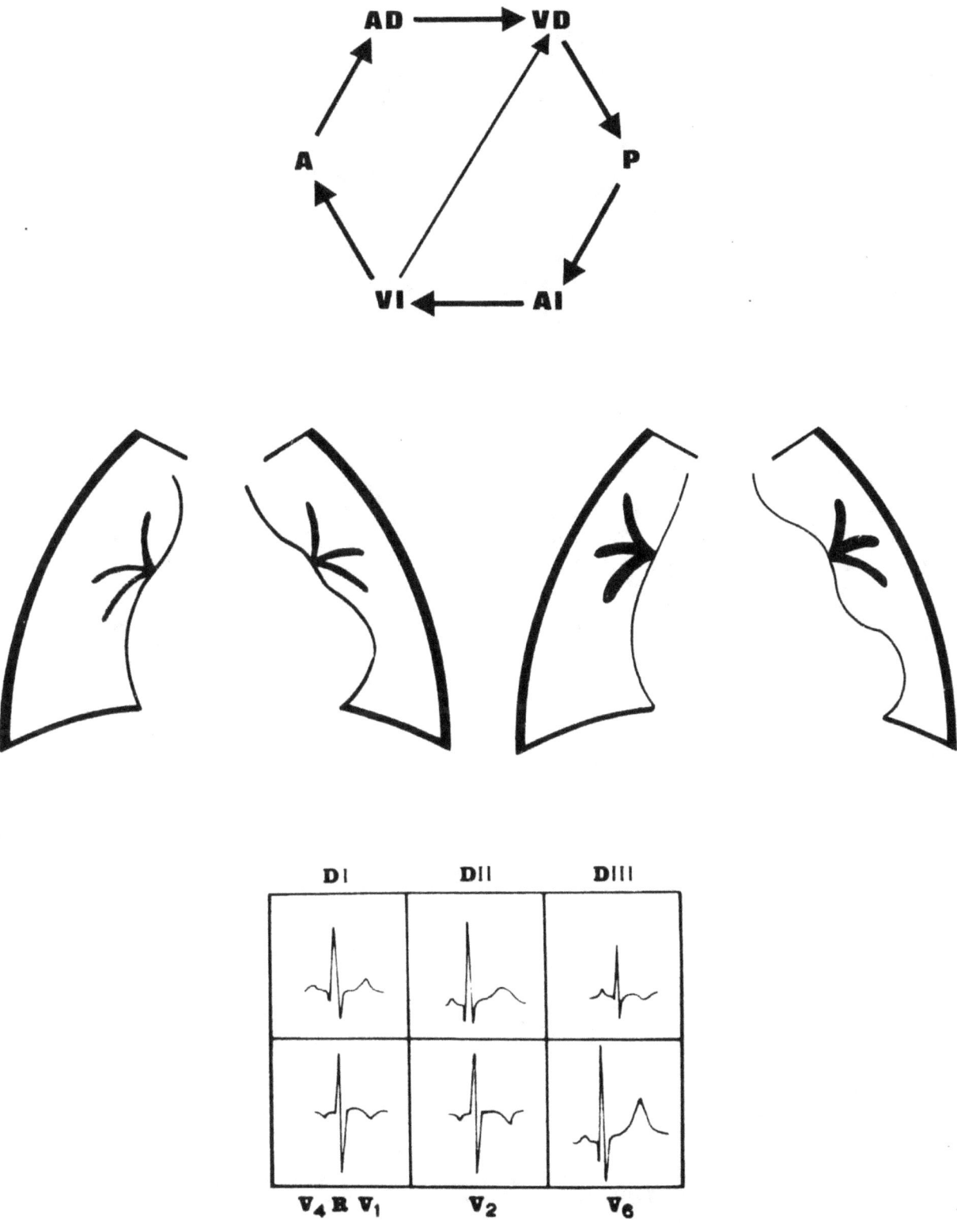

Fig. 7.4 C.I.V. grande

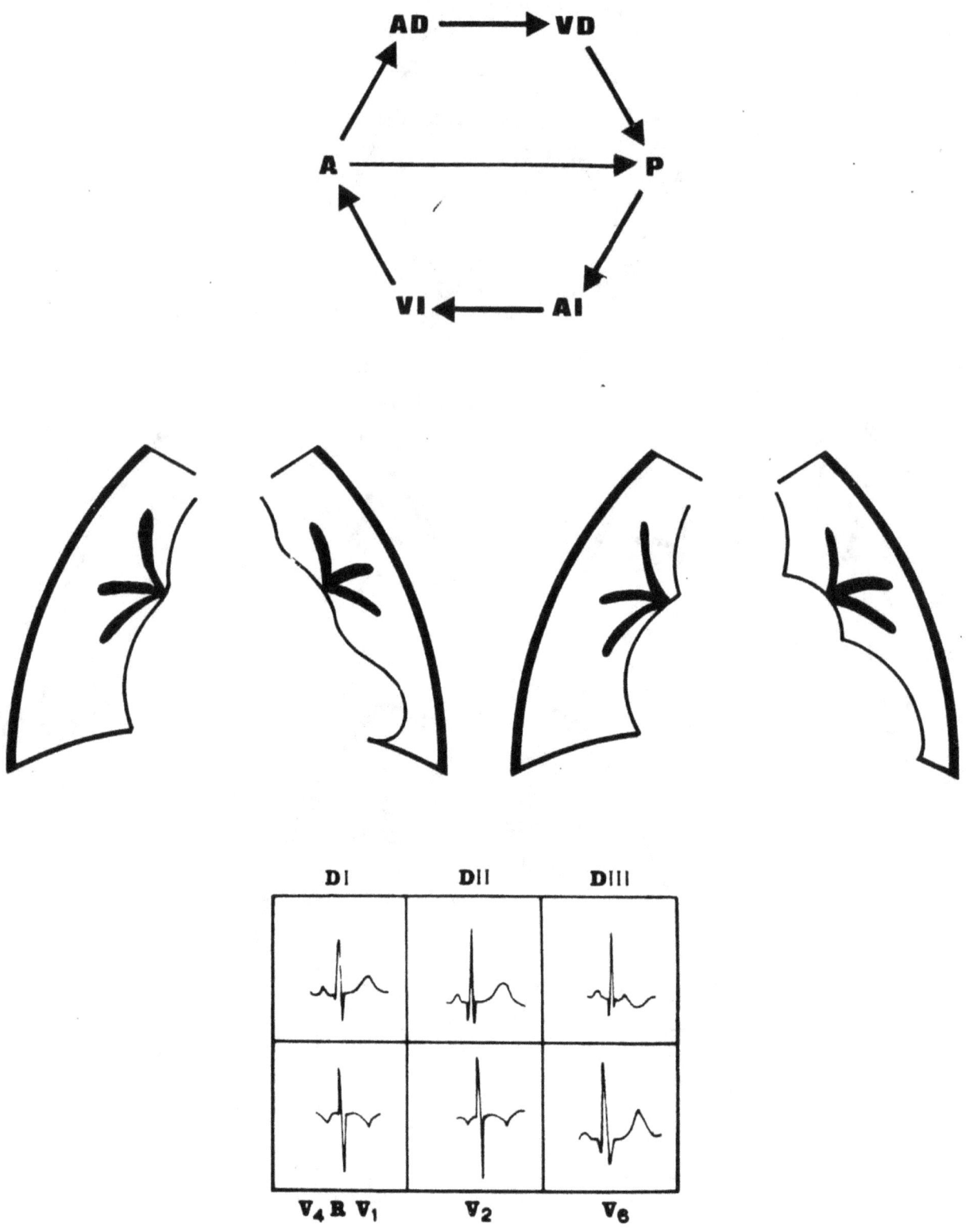

Fig. 7.5 P.C.A grande

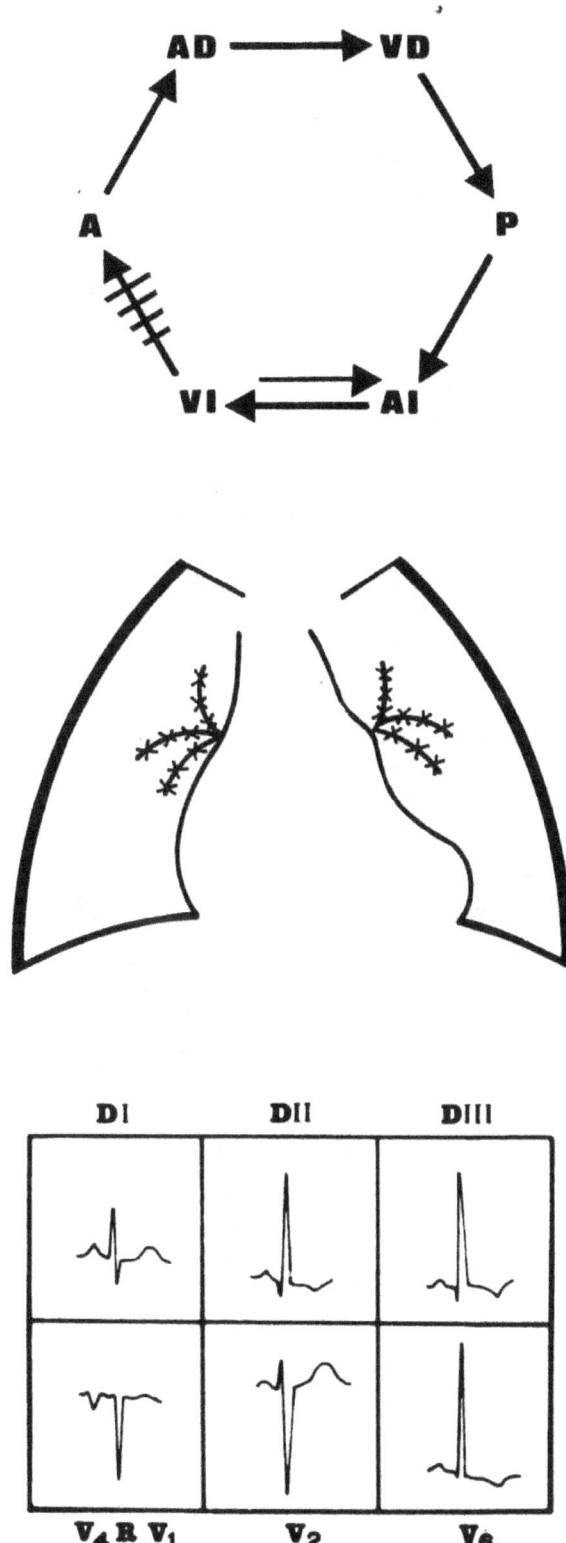

Fig. 7.6 Estenosis aórtica severa.

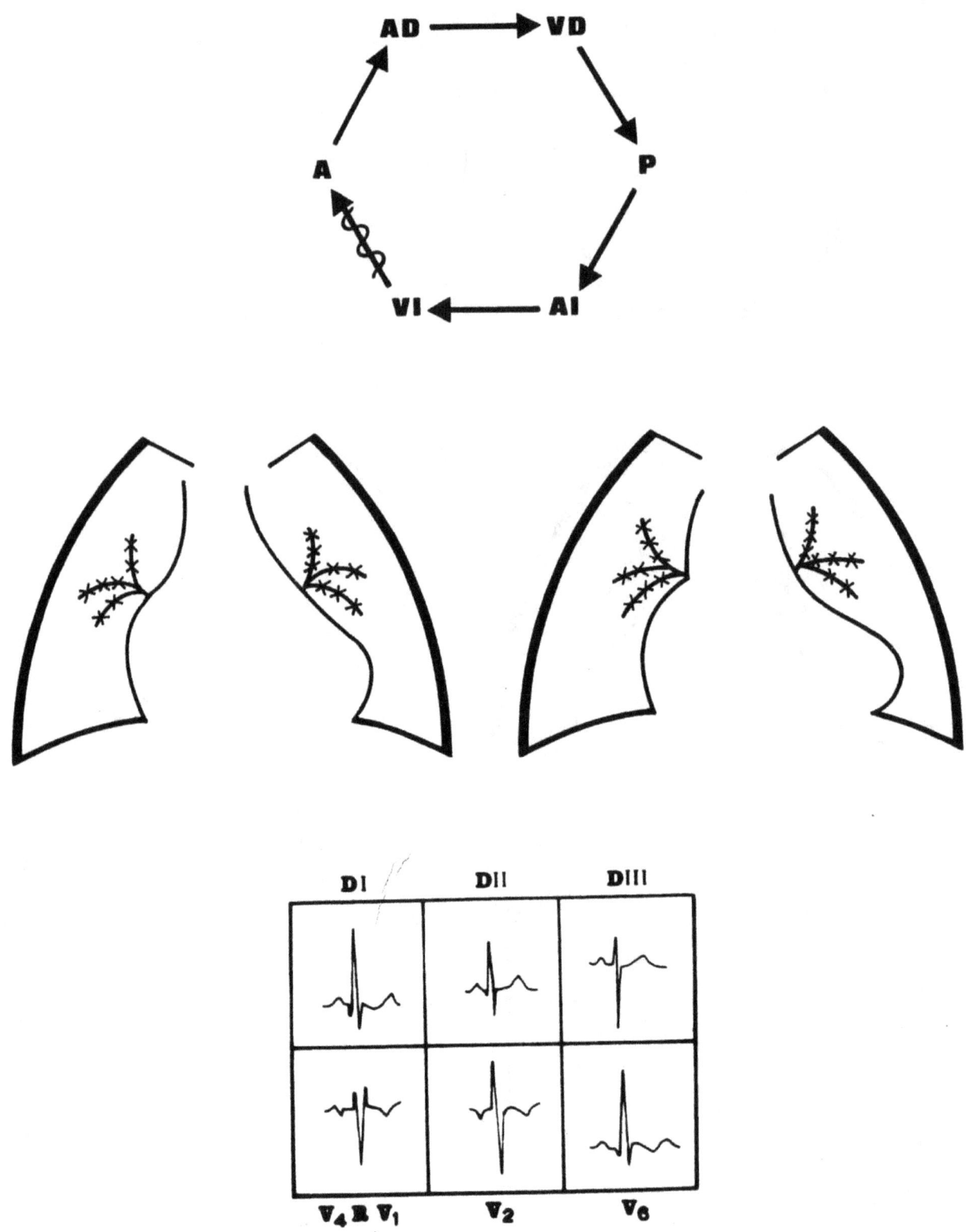

Fig. 7.7 Coartación aórtica severa.

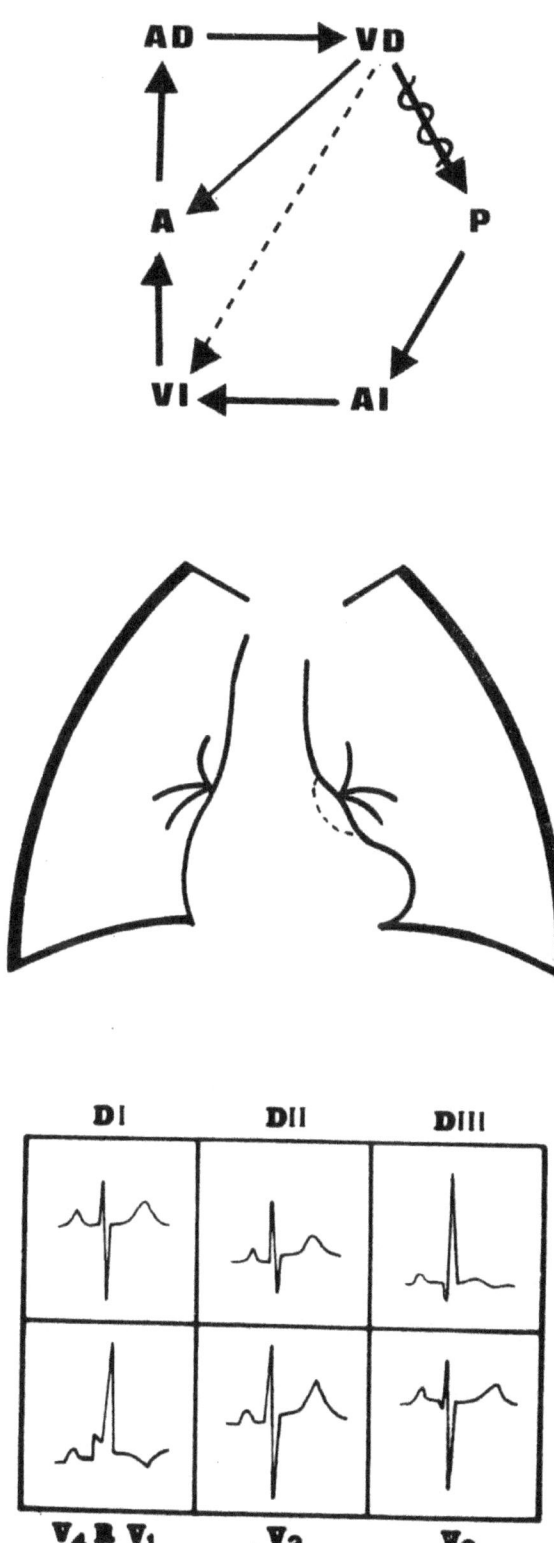

Fig. 7.8 Tetralogía de Fallot

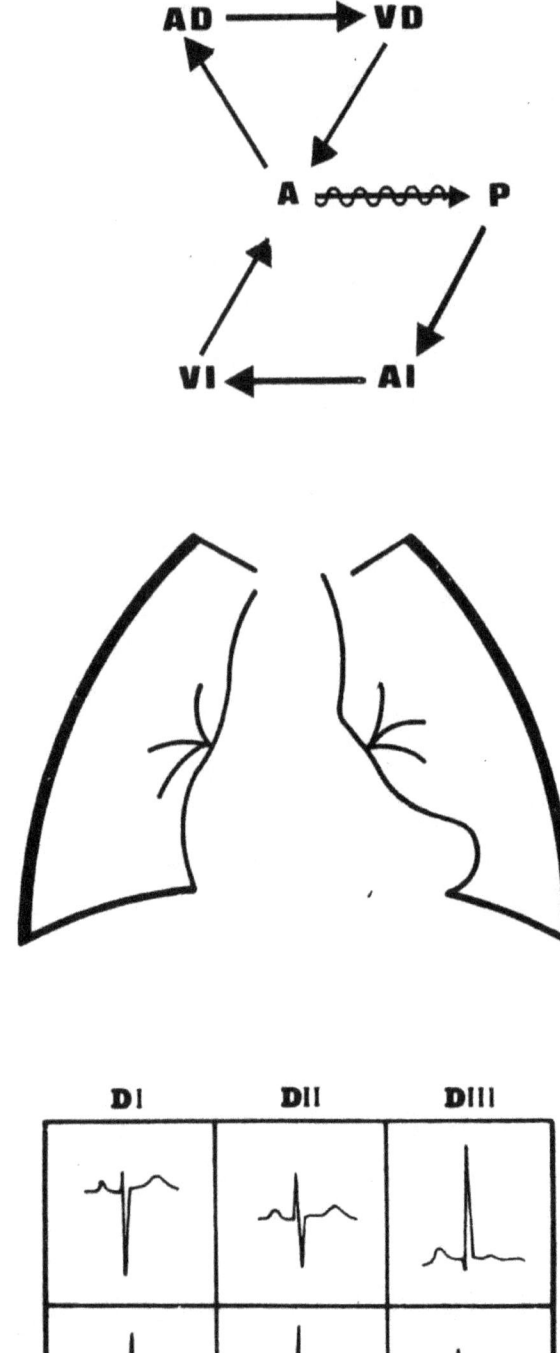

Fig. 7.9 Tronco común con FP disminuido

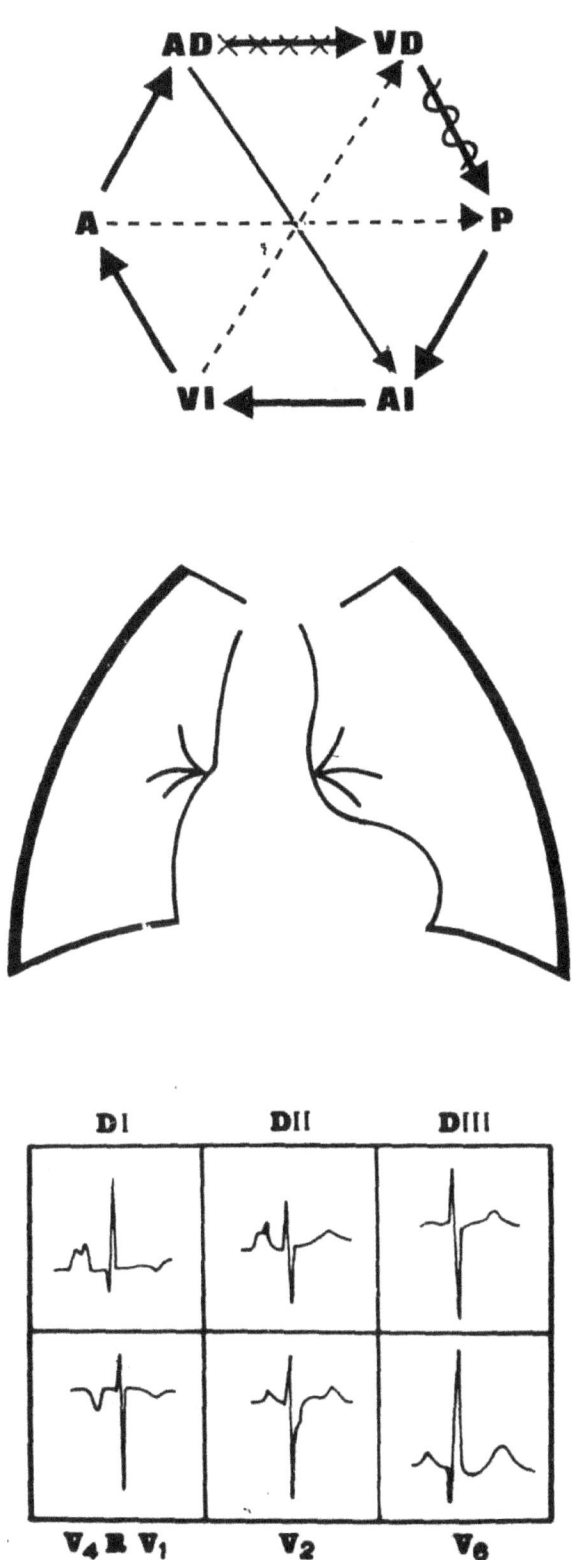

Fig. 7.10 Atresia y estenosis tricúspide con F.P. disminuido

El electrocardiograma es un método de exploración sumamente valioso en el estudio de las dextrocardias, no solo en el reconocimiento de la posición del corazón en el hemitórax derecho, sino en el diagnóstico de la posición relativa de las aurículas y los ventrículos, y que, como se sabe, existen dos grandes tipos de dextrocardia:

- La llamada verdadera con *situs inversus*, en la cual el corazón está situado en el hemitórax derecho y las cámaras cardíacas están invertidas (aurícula y ventrículo derechos situados a la izquierda, y a la inversa).

- La falsa dextrocardia, también llamada dextroversión, en la cual el corazón, está situado en el hemitórax derecho, pero las cámaras cardíacas no están intercambiadas, es decir, la aurícula y el ventrículo derechos están a la derecha.

Diagnóstico de la posición del corazón en el lado derecho.

La presencia del corazón anormalmente situado en el hemit6rax derecho, se establece con facilidad, al observar en la derivación DI el predominio negativo de todas las ondas (onda P, complejo QRS y onda T); generalmente el complejo QRS exhibe un patrón del tipo QR; no obstante, hay que ser cauteloso, ya que esta morfología en la derivación DI puede deberse también a un error al confeccionar el electrocardiograma, por haber intercambiado los cables correspondientes a los brazos. Para dilucidar esto, hay que recurrir al estudio de los patrones aparecidos en la serie precordial: si los patrones tienen una progresión normal en la serie precordial y se comprueban los patrones del ventrículo derecho en V1 y V2, y los del ventrículo izquierdo en V5, V6, se trata de un error en la colocación de los cables; ahora bien, si se trata de una dextrocardia no hay variación en el patrón de la serie precordial aunque esta es de menor voltaje a medida que el electrodo se desplaza hacia la izquierda, toda vez que se va alejando del corazón.

Diagnóstico de la posición relativa de las aurículas

En 1o referente a la posición relativa de las aurículas, la presencia de una onda P francamente negativa en DI y positiva en DIII, indica que las aurículas están invertidas, ya que en este caso el estímulo (vector de P) se dirige de izquierda a de recha (fig. 7.11).

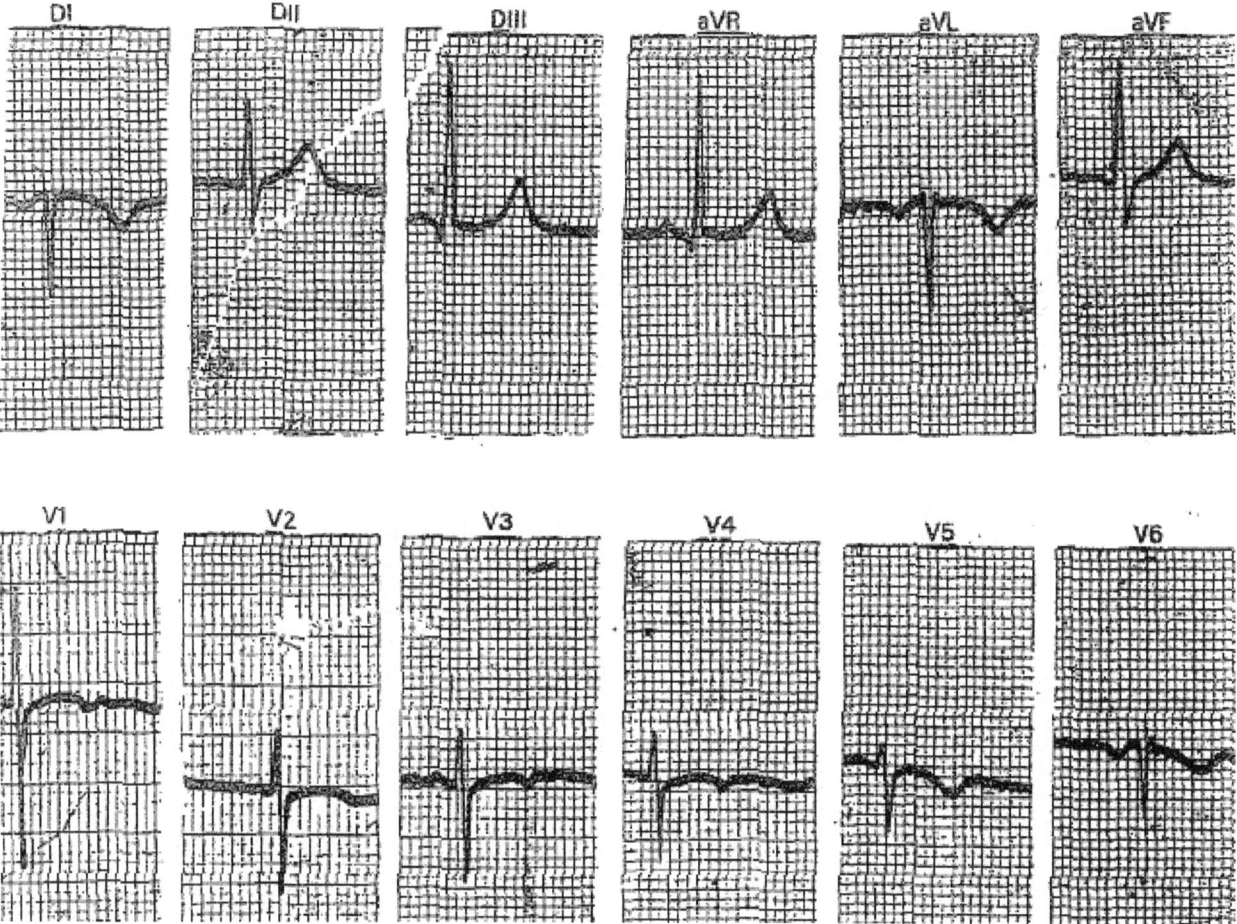

Fig. 7.11 Dextrocardia con situs inversus. Derivación DI con predominio negativo. QRS y T; en la serie precordial las derivaciones V1, V2 y V3, exhiben patrones predominantemente negativos, (ventrículo derecho) que persisten hasta V6 aunque con menor voltaje

Cuando las aurículas tienen una posición normal, la onda P no está fuertemente invertida en DI, sino es más bien aplanada, ya que en este caso la activación auricular o vector de P se dirige de derecha a izquierda, pero como el corazón está situado en el hemitórax derecho y la punta del corazón se halla a la derecha esto hace que el vector de P sea perpendicular a la derivación DI (fig. 7.12).

Diagnóstico de la posición relativa de los ventrículos

En lo que concierne a la posición relativa de los ventrículos, es fácil determinarla por el estudio de la serie precordial, si se sabe que los patrones del ventrículo derecho son predominantemente negativos o en doble R, mientras que los del ventrículo izquierdo se inician con una pequeña onda negativa, pero son predominantemente positivos.

En caso de una dextrocardia verdadera o con *sitos inversus*, el patrón recogido en las derivaciones Vl y V2 es el correspondiente al ventrículo derecho (predominantemente negativo o en doble R), y dicho patrón persiste en el resto de las derivaciones hasta V6, aunque cada vez va siendo menor su voltaje (fig. 7.11). Si se trata de una falsa dextrocardia o dextroversión cardíaca, el patrón QRS aparecido en la derivación V1 y V2, es del tipo ventricular izquierdo (comienza con Q y es predominantemente positivo) y se mantiene en toda la serie precordial hasta V6, cada vez con menor voltaje (fig. 7.12). Es de mucha utilidad en estos casos hacer también un estudio de los patrones aparecidos en una serie precordial realizada hacia la derecha.

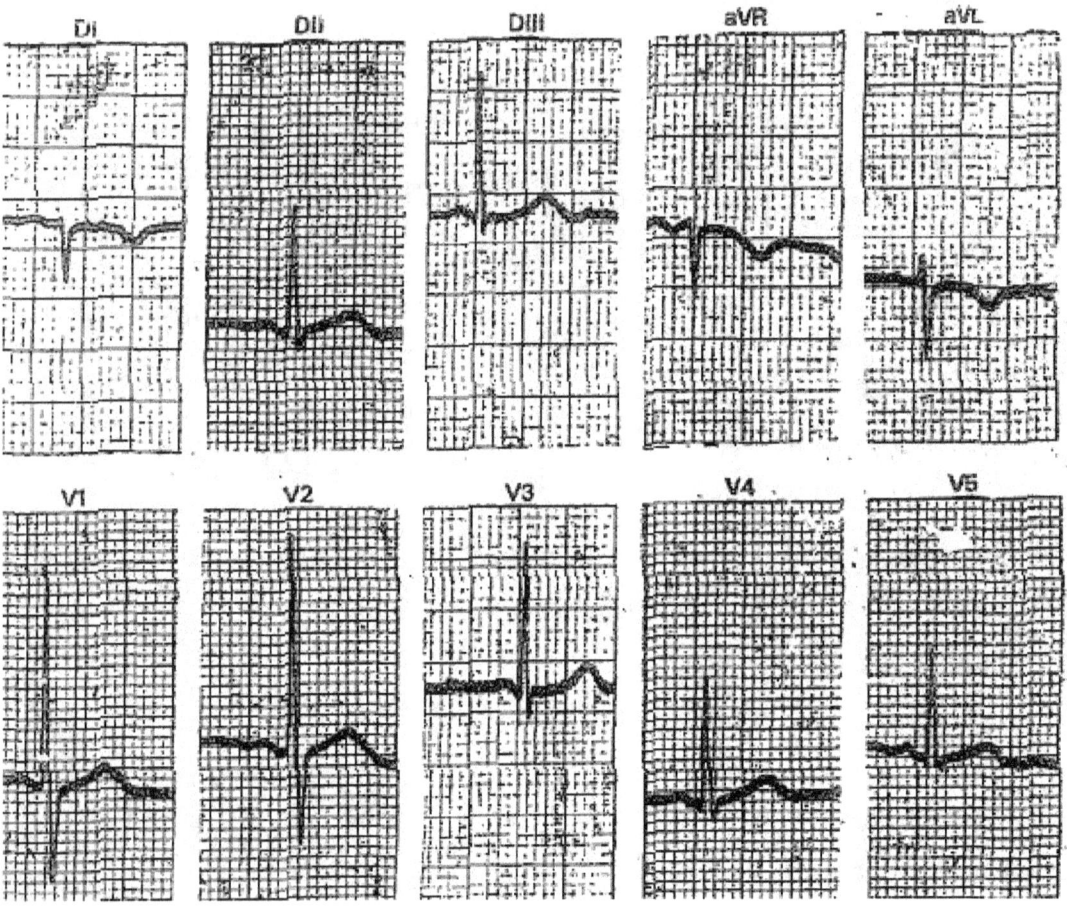

Fig. 7.12 Falsa dextrocardia o dextroversión cardíaca. Derivación DI con onda P aplanada, QRS y T predominantemente negativos; el patrón QRS de V1, V2 y V3 es de ventrículo izquierdo y persiste hasta V6, aunque con menor voltaje, es decir, que el ventrículo está situado la izquierda.

Referencias

1. Electrofisiología: Los Fundamentos: Una Guía Acompañante para la Cardiología becario durante el EP - el 26 de octubre de 2009 por Jonathan S. Steinberg MD

2. Libro de texto de Fisiología Médica: CONSULTA ESTUDIANTE acceso en línea, 11e - 01 de septiembre 2005 por Arthur C. Guyton, John E. Hall

3. Rápida Interpretación de ECG, Sexta Edición - 15 de octubre de 2000 por Dale Dubin

4. ECG de 12 derivaciones: El arte de la interpretación - 13 de noviembre 2013 por Tomas B. García

5. Epidemiología de la fibrilación auricular: perspectiva europea. Epidemiología clínica 6: 213-20. Zoni-Berisso, M; Lercari, F; Carazza, T; Domenicucci, S (2014)cardíacas:.

6. Arritmias Sus mecanismos, Diagnóstico y Gestión (3 ed.). Mandel, William J., ed. (1995).

7. El valor del electrocardiograma en el diagnóstico cardiológico en el siglo XXI. VOLUMEN VII - NÚMERO 12014; 7: 13-40 ESCRITO POR Andrés Ricardo Pérez-Riera MD Ph.D1 .; Frank G. Yanowitz, MD2.

8. ECG en Medicina de Emergencia y Cuidados Intensivos. Elsevier Mosby 2005. Chan TC, Brady WJ, Harrigan RA, Ornato JP, Rosen P.

9. El ECG hecho fácil. Séptima edición. Londres: Churchill Livingstone 2008. Hampton JR.

10. Cardiología Pediátrica para profesionales Quinta edición. San Luis:. Mosby 2007. Parque MK

11. Electrocardiografía en la práctica clínica. Sexta edición. Saunders Elsevier 2008. Surawicz B, Knilans Chou

12. La coexistencia de bloqueo de rama derecha de alto grado y del ventrículo derecho paraseptal preexcitación tarde hace el diagnóstico simultáneo ECG es factible? Milagros María Caro, Alejandro Caneva, Hugo A. Garro, Rafael S. Acunzo, Paul A. Chiale; Arritmia Cardíaca Centro de la Ciudad de Buenos Aires. División de Cardiología. Hospital General de Agudos JM Ramos Mejía y - Instituto Sacre Coeur. Buenos Aires, Argentina. Síndrome Tipo A de Wolff-ParkinsonWhite oscurecida por bloqueo de rama izquierda asociado con una malformación vascular del seno coronario. Br Heart J 1988; 60: 352- 354. Robinson K, Davies MJ,Krikler DM..

13. características electrocardiográficas de los pacientes con anomalía de Ebstein antes y después de la ablación de una vía accesoria auriculoventricular J Cardiovasc Electrophysiology 2006; 17: 1332-1336. Iturralde P, S Nava,Sálica G et al.

14. Síndrome Wolff ParkinsonWhite en la enfermedad de Ebstein. Arch Inst Cardiol Mex 1955; 25: 17-34. Sodi Pallares D, AJ Soberón, Cisneros F, Marisco F, Alvarado A.

15. Anomalía Ebstein: perfil clínico en 174 pacientes. Arch Inst Cardiol Mex 1999; 69: 17-25. Attie F, Casanova JM, Zabal C, et al.

16. Características electrocardiográficas de los pacientes con anomalía de Ebstein antes y después de la ablación de una vía accesoria auriculoventricular. J Cardiovasc Electrophysiology 2006; 17: 1-5. Iturralde P, S Nava, Salica G et al.

17. Coexistencia de bloqueo de rama derecha de alto grado y del ventrículo derecho preexcitación paraseptal después. Electro RV y Arritmias de 2010; 2: 63-68 Caro MM, Caneva A, Garro H, R Acunzo,Chiale PA

18. Bloqueo auriculoventricular- Primer bloqueo grado AV - intervalo PR, Segundo bloqueo grado AV - Tipo 1, bloqueo AV de tercer grado, De Wikipedia, la enciclopedia libre

19. La grabación de ECG durante el bloqueo auriculoventricular(en español). Walgreens farmacias

20. De isquemia coronaria, De Wikipedia, la enciclopedia libre

21. "Sagrado Corazón del Centro Médico de: Spokane, Washington: Isquemia Coronaria:".Shmc.org. Consultado el 12/28/2008.

22. "Los síntomas cardíacos isquemia." LiveStrong. Demand Media, 09 de marzo de 2010. Web. 06 de noviembre de 2010. Potochny, Evy.

23. "Enfermedad coronaria". Asesor de Salud del Adulto (julio de 2009): 1. Consumer Health completa. Web. 04 de noviembre de 2010. RelayHealth.

24. "Isquemia". Enfermedad Isquémica Del Corazón. Cardiopatía Isquémica, nd Web. 06 de noviembre de 2010.

25. "El diagnóstico de la enfermedad coronaria." Hopkins Heart (enero de 2008): 18-25. Consumer Health completa. Web. 17 de noviembre de 2010. Gerstenblith, Gary, y Simeón. Margolis.

26. "Medidas de estilo de vida para prevenir y tratar la enfermedad coronaria". Hopkins Heart (enero de 2008): 25-36. Consumer Health completa. Web. 29 de noviembre de 2010. Gerstenblith, Gary, y Simeón Margolis.

27. El infarto de miocardio, De Wikipedia, la enciclopedia libre

28. "Guías de la ESC para el manejo del infarto agudo de miocardio en pacientes con elevación del segmento ST.". European Heart Journal 33 (20) : 2569-619 meta-análisis"..

29. "Las diferencias de sexo en la presentación de los síntomas de infarto agudo de miocardio:. una revisión sistemática y Corazón y pulmones: The journal of critical care 40 (6):. 477-91

30. "Prevalencia, incidencia, factores predictores y el pronóstico del infarto de miocardio en silencio: una revisión de la literatura". Arco Cardiovasc Dis 104 (3):. 178-88

31. "Ataque cardíaco o paro cardíaco súbito: ¿Cómo son diferentes?".http://www.heart.org/. 30 de julio de 2014. Consultado el 24 de febrero 2015

32. "La cardiopatía isquémica en la mujer:. Un enfoque en los factores de riesgo". Tendencias en Medicina Cardiovascular 25 (2):.140-151

33. Atlas mundiales sobre la prevención de enfermedades cardiovasculares y de control (PDF)(.. 1st ed ed) . Ginebra: Organización Mundial de la Salud en colaboración con la Federación Mundial del Corazón y la Organización Mundial del Ictus. pp. 3-18.

34. "infarto agudo de miocardio". Lancet 372 (9638): 570-84. Blanca HD, Chew DP; Chew (agosto de 2008)(21):.

35. "Los síntomas de alerta temprana de infarto agudo de miocardio de la Mujer" .Circulation 108 2619-23. McSweeney JC, Cody M, O'Sullivan P, K Elberson, Moser DK, Garvin BJ (2003).

36. Síndrome coronario agudo Asociación Americana del Corazón.Consultado el 25 de noviembre 2006

37. Electrocardiografía, De Wikipedia, la enciclopedia libre

38. "Galvanómetro de cuerda de Einthoven: El primer electrocardiógrafo".Instituto del Corazón de Texas revista / desde el Texas Heart Institute del Hospital Episcopal St. Luke, del Texas Children Hospital de 35 (2): 174-8. Rivera Ruiz-M, Cajavilca C, Varon J (29 de septiembre 1927).

39. "Un nouveau galvanómetro". Arco Neerl Sc Ex Nat 6: 625. Interwoven W (1901) cardiovascular..

40. Atlas de monitoreo. Nueva York: Churchill Livingstone. Marcos, Jonathan B. (1998).

41. Reposo de 12 derivaciones ECG ELECTRODO COLOCACIÓN Y PROBLEMAS ASOCIADOS.DrTanzi

42. "Electrocardiograma imagen y explicación".Consultado el 28 de febrero de 2014.

43. Defecto cardíaco cianótico, De Wikipedia, la enciclopedia libre

44. Step-Up de Medicina (Step-Up Series). Hagerstwon, MD: Lippincott Williams & Wilkins. Página Elizabeth D Agabegi; Agabegi, Steven S. (2008).

45. Cardiopatía Congénita revisada contenido por el Dr. Vicente Montagud Balaguer, Médico Especialista en Cardiología del Hospital General Universitario de Consorcio Valencia. Licenciado en Medicina y Cirugía por la Universidad de Valencia. Última revisión: febrero 2015

46. Epidemiología de la cardiopatía congénita. F. Moreno 2005 [citado 2010].

47. La historia y el examen físico en cardiología pediátrica. Madrid 2005 Santos de Soto J. [citado 2010].

48. Papel de los cardiólogos pediátricos en el manejo de los recién nacidos con cardiopatías congénitas. Arco Pediatra 2001 octubre; 8 (10): 1121-4. Marcon F, G Bosser, Lucron H, Lethor JP.

49. El ductus arterioso permeable y la ventana aorto-pulmonar. Madrid 2005 [citado 2010]. Medrano.C, Zavanella C.Tetralogía de Fallot:. Del feto al adulto. Corazón 2006 92: 1353-1359

50. Enfermedad cardíaca congénita. En: Bonow RO, Hombre DL, Zipes DP, Libby P, eds Corazón:. enfermedad de Braunwald A Textbook of Cardiovascular Medicina Webb GD, Smallhorn JF, Therrien J, Redington UN

51. Dextrocardia, De Wikipedia, la enciclopedia libre

52. En la diferenciación de las dos formas de dextrocardia congénita.Boletín de la Asociación Internacional de Museos Médicos (5): 134-138. ME Abbott y JC Meakins (1915) clínica:.

53. Síndrome de Kartagener, Renee Un Laux MS

54. Viñeta Dextrocardia con situs inversus: A través del espejo con un ECG.Actas de UCLA Healthcare (Departamento de Medicina de UCLA) 15, Bindra, S. MD Tabibiazar, R. MD Mazar, M MD y Dave, R MD (2011).

55. Cecil Libro de Consulta Médica, 2ndo-Volumen, 25e, Goldman- Medicina Cecil 11 de mayo 2015 por Lee Goldman MD y Andrew I. Schafer MD